Aurélien Abels-Eber

Essai sur la santé

Aurélien Abels-Eber

Essai sur la santé

Abécédaire d'un ostéopathe kinésithérapeute

Éditions Vie

Imprint

Cover image: www.ingimage.com

Publisher:
Éditions Vie
is a trademark of
Dodo Books Indian Ocean Ltd. and OmniScriptum S.R.L publishing group

120 High Road, East Finchley, London, N2 9ED, United Kingdom
Str. Armeneasca 28/1, office 1, Chisinau MD-2012, Republic of Moldova, Europe
Managing Directors: Ieva Konstantinova, Victoria Ursu
info@omniscriptum.com

Printed at: see last page
ISBN: 978-3-330-72101-2

Aurélien ABELS-EBER

ESSAI SUR LA SANTÉ

ABÉCÉDAIRE D'UN OSTÉOPATHE KINÉSITHÉRAPEUTE

À mon père,

PRÉSENTATION

L'objectif de cet ouvrage est de fournir quelques bases de soins dans certaines affections.

Il s'appuie sur des données médicales acceptées et établies (se reporter aux sources), ainsi que sur l'expérience de l'auteur. Ces informations n'ont pas vocation de remplacer une consultation médicale ou paramédicale, mais tentent d'expliquer des gestes ou postures simples à appliquer dans des situations données, quelques notions du fonctionnement de l'organisme et quelques basiques de la santé.

Le but étant de fournir des informations permettant, non pas de se soigner seul, mais de gagner en autonomie dans les soins.

Le livre se déroule par ordre alphabétique afin de faciliter la lecture. Parfois plusieurs chapitres se recoupent, puisque, finalement, la même posture est applicable dans certaines pathologies.

Enfin, Il ne faut pas perdre de vue que chaque individu est unique et que le soulagement ou la guérison est totalement dépendant de la personne. En cela, il est essentiel d'être suivi médicalement, car seul un soignant est à même de diagnostiquer précisément la bonne ou la mauvaise évolution d'une pathologie.

INTRODUCTION

Ce livre peut se lire comme un petit complément d'informations dans un monde occidental où le système médical n'a plus le temps.

Plus le temps d'observer, de questionner, d'analyser, plus le temps d'expliquer.

Pourquoi suis-je malade? Y'a-t-il des choses complémentaires aux médicaments que je prends pour améliorer mon état? Dois je prendre des médicaments pour améliorer mon état?Pourquoi ai-je mal au dos alors que c'est mon foie qui a un problème? Peut-il y'avoir un lien entre mes migraines et mon traumatisme physique ancien? etc... Des questions qui trottent dans la tête du patient mais qu'il n'ose ou ne peut, timing oblige, poser à son médecin.

Car, en effet, il n'y a pas de mur ou de cloison entre le foie et le diaphragme, entre la peau et le système vasculaire ou bien entre la cheville et le genou!

Nous sommes un tout et non pas une somme de compartiments.

Lieu commun pour certains, cette évidence n'a pas toujours l'air admise au sein de la médecine conventionnelle.

Car, oui, pour être en bonne santé, il faut prendre soin de sa thyroïde, de son taux de vitamine D, de son intestin grêle et de sa vitalité. Entre autres…

Au lieu de rechercher la maladie pour la traiter, tentons de rechercher la santé pour mieux la préserver!

Bonne lecture!

SOMMAIRE

De l’algo-neuro-dystrophie

Une tempête neuro-végétative

Qu’est-ce que c’est?

C’est ce qu‘on appelle **une “tempête neuro-végétative”**.
Cela signifie, concrètement, que la zone du corps concernée est dépassée par la douleur et l'inflammation en général.
Il s’ensuit, la plupart du temps, une déminéralisation osseuse dans la zone concernée.

C'est un syndrome **douloureux** (ALGO), qui concerne **les nerfs** (NEURO), en particulier le **système neuro-végétatif** ici (précisément les petits nerfs qui entourent les artères) et touche le **système circulatoire** (DYSTROPHIQUE), c'est à dire que la trophicité ("l'alimentation" des organes par les artères) est perturbée.

En fait, la partie atteinte n'arrive pas à se réparer.

Le diagnostic médical se fait par une **scintigraphie osseuse** qui est l'imagerie de référence.

Il est également, et avant tout, clinique, car une algoneurodystrophie "saute aux yeux": la personne a mal quasiment en permanence (jour et nuit souvent), la partie concernée est douloureuse à l'appui, souvent gonflée, parfois rouge et avec de l'oedème.

Elle survient,dans la majeure partie des cas, suite à un traumatisme physique et, en particulier, après une opération chirurgicale.

C'est en tous cas une **complication éventuelle connue de toutes les chirurgies orthopédiques** (fractures, prothèses, ligamentoplastie etc...), tout comme: les infections, les phlébites et les mauvaises consolidations osseuses.

Elle est imprévisible!

Mais, parfois, on trouve des pistes en posant quelques questions aux patients:

-Soit **l'opération chirurgicale a été longue, difficile**, voire barbare[1]. La cause est donc opérateur dépendante ou patient dépendante en fonction de l'état de ses tissus.

-Soit le patient était **très fragile émotionellement** au moment de l'intervention (pas envie de se faire opérer, peur de l'intervention etc...)

-Soit **le "terrain" du patient était délicat** (mauvaise hygiène de vie, poly pathologies etc...)

Médicalement on vous dira souvent que la cause est "psychologique", alors, qu'à mon sens, il n'en est rien. Du moins c'est loin d'être le cas systématiquement et je trouve que cela décharge la prise en charge médicale, alors qu'il y'a plein de choses à faire en prévention tout d'abord, et lorsque le diagnostic est tombé également.

Comment faire?

-En prévention:(avant toute opération orthopédique)

°Arrêter (ou diminuer au maximum) de fumer 3 semaines avant l'opération (Une seule cigarette suffit à "brûler" les 60 mg de Vitamine C nécessaire quotidiennement à notre organisme!)

1 Je pense par exemple à une patiente obligée de regarder l'écran vidéo montrant l'intérieur de son poignet lors de l'ablation d'un kyste du poignet alors qu'elle n'avait pas envie. Ou bien à l'ablation brusque et violente sans anesthésie et sans préambule d'une broche suite à une intervention d'hallux valgus etc...

°Se supplémenter en vitamine C trois semaines avant l'opération et continuer 3 semaines après[2].

°Être prêt psychologiquement à l'opération (c'est à dire ne pas avoir de questions en suspens tout simplement).

-En traitement:

°Supplémentation en **vitamine C** naturelle.

°Supplémentation en **vitamine D** (d'abord effectuer un bilan sanguin/ voire le chapitre concerné). C'est elle qui transporte le calcium et est nécessaire pour reminéraliser les os.

°**Taux de TSH** (fonctionnement de la thyroïde/ voire le chapitre correspondant). Rôle capital dans la réparation osseuse.

°**bains écossais** selon localisation mains/poignet/coude/pied/cheville/genou (voire chapitre "Du chaud et du froid")

Cela diminue l'oedème, améliore la circulation, diminue l'inflammation et diminue la douleur.

°**Cataplasmes d'argile** (voire le chapitre "De l'Argile")

2 1. Zollinger PE, *et al.* Effect of vitamin C on frequency of reflex sympathetic dystrophy in wrist fractures: a randomised trial. *Lancet.* 1999;354:2025-2028.

2. Zollinger PE, *et al.* Can vitamin C prevent complex regional pain syndrome in patients with wrist fractures? A randomized, controlled, multicenter dose-response study. *J Bone Joint Surg Am.* 2007;89:1424-1431.

De l’allaitement

Qui protège l’enfant et la maman

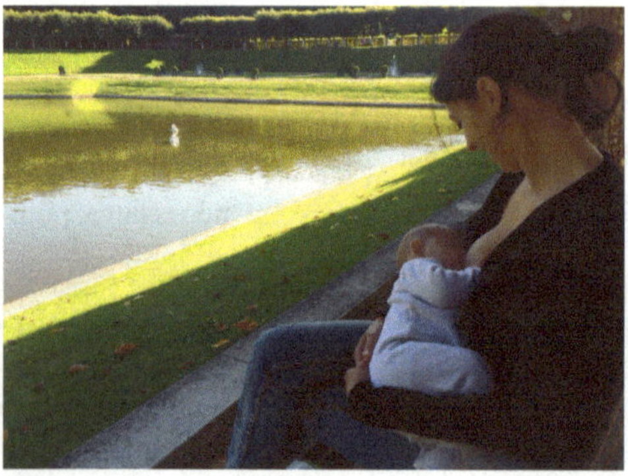

Qu’est ce que c’est?

Bien qu’il existe une volonté de plus en plus marquée de communiquer sur les bienfaits de l’allaitement, **la France reste relativement en retard** sur le sujet et c’est une bien grande peine.

Quand 82% des bébés norvégiens sont encore allaités à 6 mois, ce ne sont que 25% des bébés à 6 mois qui le sont en France[3].

3 http://www.liberation.fr/societe/2014/10/07/moins-d-un-nourrisson-francais-sur-quatre-allaite-jusqu-a-6-mois_1116419

« *En France, quand une femme allaite à la naissance c'est une bonne mère, après 3 mois c'est une héroïne, après 6 mois, il faut qu'elle aille chez le psy.* » (Dr Edwige Antier, pédiatre). Tout est dit!
Cela est, de mon point de vue, une catastrophe.
Pourquoi? **Le lait maternel est une source d'éléments unique** qui n'ont qu'un seul objectif: que bébé se développe bien physiquement.

La complexité de la composition du lait maternel est telle, qu'on ne connaît pas bien encore tous les éléments qui le compose.

En vrac, le lait maternel contient:

- ***des protéines:*** caseine (plus petite que celle du lait de vache et plus digeste), des immunoglobulines A (Anticorps), des lactoferrines, le lizosyme, la béta defensine 1, des facteurs de croissance (IGF1, TGF, EGF...) qui stimule le développement des tissus, de L'érythropoïetine (la fameuse EPO qui stimule la croissance des cellules sanguines), de la thyroxine, des corticostéroides etc…

-***Des lipides:*** Acides gras essentiels, acide arachidonique, du cholestérol (qui est nécessaire à la formation de membranes cellulaires solides, à la formation de certaines hormones et au développement cérébral) etc….

***-Des glucides*:** plus de 130 oligosaccharides qui agissent comme de véritables prébiotiques(substances qui nourrissent le microbiote/ voir le chapitre " des probiotiques").

Le lait de femme évolue pendant l'allaitement. Sa composition varie entre les premiers jours (on l'appelle alors colostrum lors des trois premiers jours et ce lait est parfois comparé à un sérum, en particulier dû à sa richesse en cellules immuno-compétente) et les semaines qui suivent.

Il est **ADAPTATIF** et suit donc les besoins du bébé selon son développement.

Les bébés nourris exclusivement au sein ont souvent une courbe de croissance différente de celle des bébés nourris au lait maternisé, mais sans que cela n'ait de conséquences.

Nourrir son enfant au lait maternel est le gage qu'il reçoive le meilleur que la nature a "fabriquée" pour son développement global harmonieux.
Toutes les études le montrent.
On sait par exemple qu'être nourri au sein prévient:

-A court terme:
-Les maladies diarrhéiques
-Les affections respiratoires basses aigües (bronchiolite, bronchites...)
-Les infections ORL (Rhinites, pharyngites, otites...)
-Les Reflux Gastro Oesophagien
-Les infections urinaires
-La mort subite du nourrisson.
(Bien que les causes soient mal connues, trois facteurs de risque ressortent : position de couchage ventral, le tabagisme maternel et le non-allaitement.)

-A long terme:

-Les allergies (respiratoire, alimentaire…)

-Un meilleur développement psycho-moteur.

-L'obésité

-L'appendicite

-La sclérose en plaques

-Les diabétes (type 1 et type 2)

- les cancers (lymphome, leucémie…)

-La maturation sexuelle

-Le développement des mâchoires (c'est ici le mouvement de succion au sein, différent de celui sur une tétine, qui favorise un bon développement des muscles faciaux et entraîne un bon développement osseux).

Voilà, en ce qui concerne le nourrisson.

Vu comme ça, il semble que ce soit l'aliment miracle!

En tous cas la liste ci-dessus n'est certainement pas finie d'être écrite, car régulièrement des études apportent encore d'autres éléments.

Tout ce qui écrit au-dessus est ce qui, à l'heure actuelle, est établi avec certitude par plusieurs études (Vous pouvez toutes les retrouver ici: (site de la **LECHE LEAGUE)**

http://www.lllfrance.org/vous-informer/fonds-documentaire/allaiter-aujourd-hui-extraits/1108)

Et qu'en est- il de **la santé de la mère**? L'allaitement est-il bénéfique pour elle?

Ce que l'on sait:

-L'allaitement précoce ***diminue les risques d'hémorragie*** et aide l'utérus à retrouver sa taille, sa forme et sa tonicité. Ce qui est un bénéfice pour toute maman et encore plus pour celles ayant subie une césarienne (où l'utérus a été coupé, voire le chapitre " Des césariennes").

-L'allaitement entraîne une ***aménorrhée plus longue*** ralentissant les risques d'anémie et les grossesses très rapprochées.

-L'allaitement **permet de *maigrir en douceur*** et permet de *retrouver son poids de forme et sa silhouette plus rapidement* que par un allaitement non maternel.

-L'allaitement protège contre les cancers du sein et de l'ovaire !

Nourrir son enfant au sein, c'est lui fournir des fondations solides pour le reste de sa vie, c'est aussi respecter les rythmes biologiques, les besoins du corps féminin.

Je suis un homme et écrire sur l'allaitement maternel n'est que théorique pour moi…

Il me semble qu'entre la théorie et la pratique il existe un fossé que seule les femmes expérimentent et peuvent comprendre. Chacune a son projet,chacune a son envie.

Il est évident qu'il ne faut pas faire culpabiliser une femme dont le projet est de ne pas allaiter. On peut cependant discuter avec elle des peurs ou éventuelles appréhensions qu'elle ressent. **Il vaut mieux un biberon donné avec amour, qu'un allaitement donné à reculons.**

Au grand minimum, il serait souhaitable pour l'enfant d'allaiter les trois premiers jours. Pour que bébé puisse profiter du colostrum.

Souvent, lorsque le projet d'allaitement ne se concrétise pas, malgré le souhait de la patiente, c'est qu'il y'a des **"problèmes techniques"**, qu'un professionnel de santé peut résoudre si il se penche sur la question: problème de succion de la part du petit, difficulté à trouver une position pour la mère, fatigue etc...
Ce sont évidemment **les sages-femmes** qui sont les mieux placées et formées pour accompagner ces situations. Il ne faut pas hésiter à les solliciter!

Je ne parle pas ici des situations pathologiques où l'allaitement est très difficile voire impossible, mais celles-ci sont rarissimes[4].

L'allaitement maternel est donc sans conteste la meilleure manière d'accueillir un petit d'homme pour son entrée dans la vie.
C'est donner au bébé à boire, à manger et des "médicaments naturels" parfaitement adaptés en un seul geste!
C'est, peut-être, aussi, une manière de transmettre la vie.

4 Il n'existe qu'une seule contre-indication totale et définitive à l'allaitement maternel: la galactosémie congénitale où il manque une enzyme dans l'organisme de bébé nécessaire au métabolisme du galactose. C'est une maladie très rare.

Il existe deux troubles, également rare, qui empêche partiellement l'allaitement: la phenylcétonurie et la leucinose.

http://www.lllfrance.org/vous-informer/fonds-documentaire/allaiter-aujourd-hui-extraits/1114

http://www.lllfrance.org/

Les recommandations de l'OMS sont claires : " **L'allaitement exclusif au sein est recommandé jusqu'à l'âge de six mois. De six mois à deux ans, voire plus, l'allaitement doit être complété par une autre alimentation"**; C'est à dire qu'après l'allaitement exclusif, on commence la diversification en gardant la tétée du matin et celle du soir par exemple. (voire 3 ou 4 tétées par jour, c'est selon le rythme de chaque enfant).
Qu'on se le dise!!

PS: Les papas, n'oubliez pas d'apporter de l'eau à la maman à chaque tétée, car la production de lait se fait en direct et donne très soif!

En conclusion:

-Si vous avez le projet d'allaiter, faites le maximum pour que cela aboutisse (en particulier demandez conseils aux soignants qui vous entoure).
-Allaitez le plus longtemps possible
-Allaiter c'est essentiel pour le bébé.
-Allaiter c'est essentiel pour la santé de la maman.

POUR BIEN ALLAITER:

-Préparer ses seins: Cela peut se faire tout le long de la grossesse, comme la prévention des vergetures, ou bien au moins 3 mois avant le terme. Il s'agit simplement d'**enduire le pourtour des mamelons de lanoline**. C'est une graisse qui va nourrir la peau et les tissus sous-jacents afin de freiner, voire d'éviter complètement les éventuelles crevasses.

Je déconseille les préparations d'huile de massage d'allaitement, contenant des huiles essentielles, même si elles sont bio et venant de laboratoires réputés. En général on ne connaît même pas le pourcentage d'huile essentielle contenu dans ces préparations. Voir le chapitre " aromathérapie" pour plus de détails.

-Tisanes et alimentations: Il existe beaucoup de mélanges de plantes galactogénes bio que l'on trouve un peu partout. En général elles contiennent du cumin, du fenouil et de l'anis. N'hésitez pas à en **boire 1 à 2 tasses par jour** lorsque vous allaitez.
N'hésitez pas à parsemer vos plats de Cumin, carvi, graines d'anis etc...Cela soutiendra la lactation également.

-En cas de baisse de lactation: Demandez conseil à votre sage-femme. Stimuler, stimuler, stimuler! Au tire-lait ou en faisant changer de sein régulièrement votre bébé. Multiplier les tétés si nécessaires.
Faites rapidement une séance d'acupuncture, cela donne des résultats parfois spectaculaires.
Soutenez vous en homéopathie.

note1: Pour les femmes qui produisent beaucoup, rapprochez-vous d'un lactarium (il n'y en a que 10 en France), ces "banques du lait" récolte le liquide blanc pour qu'il soit utilisé chez les nourrissons prématurés afin qu'il bénéficie d'un apport suffisant. Chaque année c'est 10000 litres sur les 30000 nécessaires qui sont manquants...
note2: Il est recommandé d'apporter de la vitamine D au bébés allaités. (voir le chapitre "vitamine D")

note3: Il faut savoir qu'à l'âge de deux ans environ, la lactase (l'enzyme nécessaire à la transformation du lactose) n'est plus fonctionnelle. Cela signifie que notre organisme n'est plus fait pour métaboliser du lait animal, quelqu'il soit...

De l'argile

Une thérapeutique ancestrale toujours d'actualité.

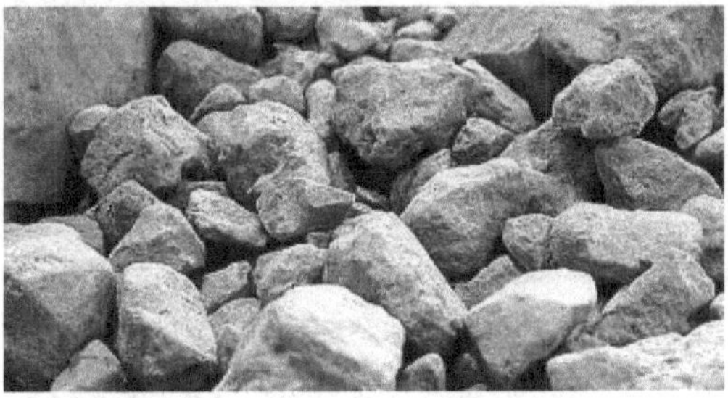

Qu'est ce que c'est?

Matière thérapeutique ancienne, très répandue et sans aucunes contre-indications, l'argile s'utilise principalement dans les **atteintes ostéoarticulaires** (arthrose, fissure, fracture, entorse, tendinite, post-opération orthopédique etc…)

Comment ça marche?

L'argile est rempli de ***silice,*** un oligo-élément indispensable au bon fonctionnement des tendons, muscles, cartilages, os et ligaments.
La silice est indispensable par exemple à la **fabrication de *collagéne***.
Les articulations bénéficiant d'apport en argile vont donc récupérer plus vite, ou tout du moins, profiter d'une aide extérieure pour mieux se régénérer.

exemple: gonarthrose (arthrose du genou): Appliquer quotidiennement pendant 3 semaines/ un mois, un cataplasme d'argile verte.

Comment faire?

Soit on achète l'argile en tube, c'est à dire en "pommade" prêt à être appliqué, soit on l'achète en "cailloux" et on fabrique soi même sa pâte.

Il existe deux solutions:

1- On applique généreusement l'argile sur une épaisseur d'environ 1 cm, puis on laisse agir environ 30 min, le temps que ce dernier sèche. Lorsque c'est sec, on nettoie simplement à l'eau tiède.

2- On applique tout aussi généreusement, mais on entoure le cataplasme par du film alimentaire (sans trop comprimer le derrière du genou), le genou étant en extension. Ainsi, on peut laisser le cataplasme agir pendant plusieurs heures (si l'on travaille par exemple) et on le retire après son activité puis on le nettoie.
(Cela convient évidemment dans le cas d'entorse de cheville, d'épicondylite etc...)

On pourra appliquer un baume (baume du tigre par exemple), ou une lotion d'huiles essentielles sous le cataplasme pour une action antidouleur et anti inflammatoire encore plus efficace.

ATTENTION, chez certaines personnes l'application trop prolongée d'argile peut entraîner des rougeurs sur la peau (rares). Dans ce cas, privilégiez la solution 1.

La fréquence d'application est d'une à quatre fois par jour. Quelque soit la pathologie.

La durée d'application est très variable, cela dépend de votre ressenti…

A titre d'exemple, selon la gravité de l'entorse,on fera des cataplasmes durant une à 3 semaines.

L'arthrose sera traitée plus longtemps et plus régulièrement (cure de 3 semaines tous les trois mois par exemple).

Une tendinite nécessitera 2 à 3 semaines d'application.

ETC...

Ce qui est certain, c'est qu'il faut être ASSIDU!! L'argile agit sur plusieurs jours voire plusieurs semaines. Une application offrira toujours un soulagement instantané, mais pour un soulagement profond, il faut "s'argiler" au moins une fois par jour pendant au moins une semaine, sinon vous ne verrez aucun changements…

De l'Aromathérapie.

Les huiles essentielles: des petites bombes biochimiques.

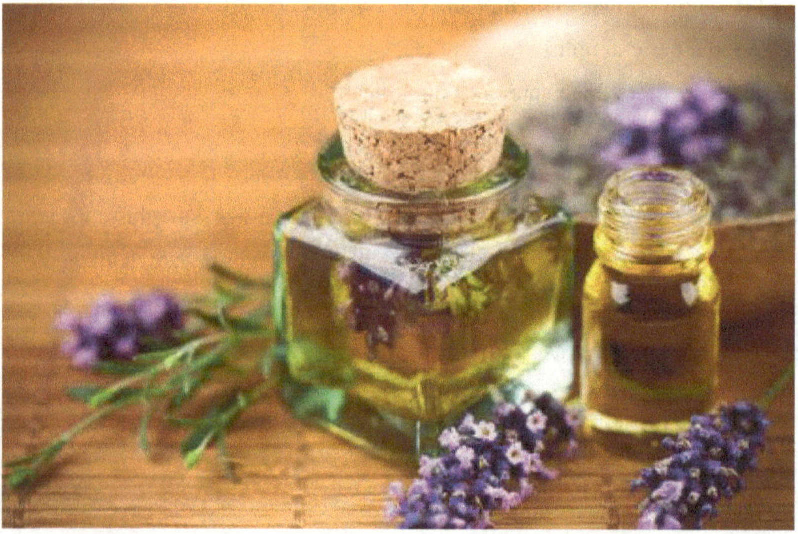

Des Huiles Essentielles (H.E.) contre le rhume, contre la migraine, contre la cellulite, antibiotiques, pour perdre du poids, anti-stress etc...

L'aromathérapie est livrée à toutes les sauces dans de nombreux magazines ou sur certains sites du web et même dans les pharmacies.

Mais qu'en est-il vraiment?

ALORS:

- Qu'est-ce que l'aromathérapie?
- Est-ce efficace?
- Est-ce dangereux?
- Et, surtout, comment l'utiliser?

L'aromathérapie, c'est l'utilisation thérapeutique des huiles essentielles. C'est à dire le résultat de la distillation des plantes aromatiques.

C'est donc une branche de la **phytothérapie**: l'utilisation thérapeutique des plantes.

Mais si on peut consommer de grosses quantités de tisanes sans trop de désagrément, il n'en est pas de même avec l'application d'huiles essentielles.

Pourquoi?

-L'AROMATHÉRAPIE C'EST DE L'ALLOPATHIE (c'est à dire que, comme n'importe quel médicament, on donne une huile essentielle CONTRE quelque chose, par exemple du laurier noble contre les aphtes. A l'inverse de l'homéopathie, où, selon la dilution,on donne quelque chose POUR, par exemple de l'abeille macérée en cas de piqûres d'abeille)

-LES HUILES ESSENTIELLES SONT DES MÉDICAMENTS (Elles ne possèdent pas d'Autorisation de Mise sur le Marché (AMM) en revanche, mais elles le mériteraient. Du moins elles mériteraient d'être accompagnées de toutes les explications nécessaires à leur utilisation (c'est en partie l'objet de cet article), puisque l'AMM serait une menace pour les petits producteurs d'H.E.. Ce sont en effet des PETITES BOMBES BIOCHIMIQUES TRÈS PUISSANTES.

L'erreur de l'application des

connaissances chimiques des H.E. aux médicaments, c'est de vouloir isoler UNE molécule qui semble avoir un effet sur une pathologie donnée ; d'autres pensent que la complexité de la composition des H.E. a forcément une raison, et l'hypothèse la plus probable serait que certaines molécules mineures dans leur proportion, seraient en fait majeures dans l'annulation d'effets secondaires par exemple. Par ailleurs, les médicaments reproduisant les molécules naturelles efficientes, sont composés d'une molécule DE SYNTHÈSE, identique d'un point de vue chimique mais dont plusieurs comportements diffèrent de la molécule naturelle.

-LES HUILES ESSENTIELLES NÉCESSITENT DONC DES PRÉCAUTIONS D'USAGE:

1-TEST ALLERGIQUE.

Déposer une goutte d'H.E. sur la face interne d'un poignet (juste en dessous de la paume), attendez 48 heures. S'il apparaît une rougeur, une démangeaison ou autres réactions anormales (nausée, spasmes musculaires, problème respiratoire....), n'utilisez pas cette H.E. Et demandez conseil à votre aromathérapeute.

CE TEST EST À EFFECTUER SYSTÉMATIQUEMENT AVANT L'UTILISATION DE TOUTE H.E.

Faites-le, ce n'est pas difficile et c'est une précaution de base. Vous pourrez être surpris du résultat..

2-NE JAMAIS UTILISER LES HE PURES SUR LES ZONES GÉNITALES, LES YEUX, LE CONDUIT AUDITIF.

Au risque de s'exposer à des brûlures irréversibles...

(Les mycoses vaginales par exemple seront donc traitées avec des huiles essentielles très diluées dans de l'huile végétale, idéalement avec des ovules).

3-NE PAS UTILISER LES H.E. PURES EN RÈGLE GÉNÉRALE.

Certaines H.E. s'utilisent pures, mais il vaut mieux se faire conseiller.

LES DILUER dans de l'huile végétale (amande douce, argan, abricot, olive, colza etc....) Les H.E. ne sont pas hydrosolubles, donc l'eau ne les dilue pas.

(Ne jamais verser d'H.E. pure dans l'eau du bain par exemple! L'H.E. flottera à la surface, cela fera des petites taches d'huiles tout a fait visible qui vont complètement coller à la peau et potentiellement créer des démangeaisons cutanées, des rougeurs etc...). Alors: DILUEZ ! DILUEZ ! DILUEZ !

Le pourcentage de dilution est très variable selon le mode d'action voulue: par exemple on sera environ à 20% pour le côté circulatoire, 10% pour la détente, à plus de 50% pour l'action anti-infectieuse etc...seul quelqu'un de compétent peut vous renseigner.

4-PAS D'H.E. POUR LES FEMMES ENCEINTES, LES FEMMES ALLAITANTES ET LES ENFANTS DE MOINS DE 6 ANS.

Toutes les huiles essentielles que vous passez sur le corps ou que vous ingurgitez se retrouvent dans votre sang en quelques minutes. A l'heure actuelle, il n'existe aucune certitudes quant à la totale innocuité des H.E. chez la femme enceinte, et les aromatologues eux même s'emmêlent les pinceaux à ce sujet.

Il est sûr que certaines huiles essentielles sont totalement à proscrire pendant la grossesse car clairement abortive (exemples: sauge officinale, santoline, rue odorante, romarin officinal, basilic camphré, menthe pouliot, menthe verte, lantana, tanaisie vulgaire, cédre de l'atlantique ou de l'atlas etc....)

Pour les autres huiles essentielles, chacun fait comme il veut, mais le principe de précaution semble pencher du côté de la non utilisation des H.E. pendant toute la durée de la grossesse.

Idem chez le jeune enfant, chez qui les réactions peuvent être très violentes, en particulier au niveau cutané. (la lavande pure sur le cuir chevelu contre les poux, l'huile essentielle d'orange non diluée dans le bain....)

En revanche, **L'HYDROLATHÉRAPIE** a, ici, sa place de choix. C'est LA solution médicamenteuse naturelle de la femme enceinte, du nourrisson et du jeune enfant.

Il s'agit de l'utilisation des "eaux florales" ou hydrolats.

Par exemple faire "téter" de l'hydrolat de bleuet à un bébé qui "fait ses dents" le soulagera.

5-EVITER TOUTE EXPOSITION SOLAIRE SUITE A L'APPLICATION D'UNE H.E. PHOTOSENSIBILISANTE (Citron, bergamote....)

6-LES ASTHMATIQUES ALLERGIQUES NE DOIVENT PAS UTILISER D'H.E.

Surtout en inhalation.

Au risque de provoquer des bronchospasmes et de déclencher une crise.

7-ATTENTION À L'UTILISATION DES H.E. PAR VOIE ORALE (se renseigner auprès d'un professionnel averti).

Je pense en particulier à la Cannelle qui est souvent conseillée sur un morceau de sucre ou une mie de pain dans les cas d'infection. Alors oui , c'est un très bon anti-infectieux la cannelle, mais c'est aussi un très bon irritant des muqueuses!!! J'ai eu plusieurs fois le cas où une œsophagite s'était développée chez des personnes avalant quotidiennement leur goutte de cannelle lors de leur état grippal....

Certains laboratoires conditionnent des gélules d'huiles essentielles conçues pour ne pas irriter la bouche, la gorge et l'œsophage, utilisez les!

On a le réflexe d'ingurgiter les HE pour tous les

effets digestifs, respiratoires, circulatoires… (action interne), alors qu'une

application diluée en cutané peut parfois être tout aussi efficace et moins sujette

à effets secondaires (foie, poumons, estomac…), l'HE pénétrant sous la peau

allant directement dans le système sanguin, elle sera diffusée à l'ensemble de l'organisme dans les minutes qui suivent leur application.

Une fois que l'on sait qu'une huile essentielle est un médicament et, qu'à ce titre, elle présente des précautions d'usage, on peut se servir de l'aromathérapie plus sereinement!

Ultime précaution: acheter de VRAIES huiles essentielles!
Il doit apparaître sur le flacon:noms français et latins complets, la partie de la plante distillée (boutons floraux, écorce, feuilles etc…) et le chémotype.
Le critère "biologique" ne semble également pas superflu, puisque les capsules d'huiles essentielles des cellules végétales (que l'on peut voir à la loupe ou au microscope) contiennent les molécules des pesticides utilisés dans le traitement des plantes…

Je vous propose ci -dessous une liste d'huiles essentielles très utile:

-**Hélichryse Italienne** (*Helichrysum Italicum*): Premier geste dans les **traumatismes** (foulures, entorses, choc etc…):
2-3 gouttes pures sur la partie lésée, ¾ fois par jour. Pendant 3 jours.
C'est équivalent de L'arnica en plus puissant.
L'anti-hématome le plus puissant que l'on connaisse actuellement.

-**Lavande aspic** (*lavandula spica*): Premier geste après une **brûlure** (eau, flamme, coup de soleil...): application pure et large sur la partie concernée. A renouveler plusieurs fois par jour.
C'est un puissant antalgique et cicatrisant dans ce cas là.
Premier geste après une **piqûre d'insecte**.

C'est un antalgique et un anti-venin très appréciable après la piqûre d'un hyménoptère.

-**clou de girofle** (*eugenia caryophyllus*): Antalgique de choix lors d'une **rage de dent**: application pure direct sur la joue ou le menton en regard de la zone douloureuse.

-**Laurier noble** (*Laurus Nobilis*): Comme le clou de girofle. Associer les deux lors d'une **rage de dent** peut-être très salvateur.
C'est également un **anti-putride** d'une redoutable efficacité. C'est l'huile essentielle de choix pour les mycoses (à diluer à 50% dans de l'huile végétale).Également un **anti-douleur** puissant, quelque soit le type de douleur.

-Origan (*Origanum Marjoram*): L'**antibiotique** des huiles essentielles. A consommer en gélules préparées pour que ce soit efficace et sans danger.
Donc, en cas d'état infectieux quel qu'il soit. Plusieurs gélules/jour.

-Ravintsara (*Cinnanomum Camphora*): L'**antiviral** des huiles essentielles. Appliquer pure ou en dilution à plus de 50% en massage thoracique par exemple en cas d'état grippal ou toute autre atteinte virale. Excellente tolérance cutanée.

-Niaouli (*Melaleuca quinqunervia*): Un **anti-brûlure** efficace et particulièrement en post-radique, c'est à dire après une radiothérapie: anti-douleur+++ et réparateur. ATTENTION: toujours avoir sa peau totalement sèche et dénuée de corps gras avant une séance de radiothérapie.

Pour finir, je rajouterai que de nombreuses huiles de Patagonie, du Vietnam, de Madagascar voire du Groenland sont proposées dans l'arsenal thérapeutique aromathérapeutique.

Si certaines peuvent se révélées quasi indispensable dans des situations pathologiques très précises, les huiles essentielles "locales" (se référer aux espèces) sont largement suffisantes dans 90% des cas.

Le thym vulgaire, la lavande aspic, le laurier noble, la menthe poivrée, l'origan, l'hélichryse, le citron etc….sont des produits de " chez nous" qui ont des propriétés formidables .

Alors, avant de tenter l'exotisme, essayons de raisonner et de fouiller les propriétés des plantes qui nous entourent, car elles sont énormes!

De l'arthrose

Son meilleur traitement: la prévention.

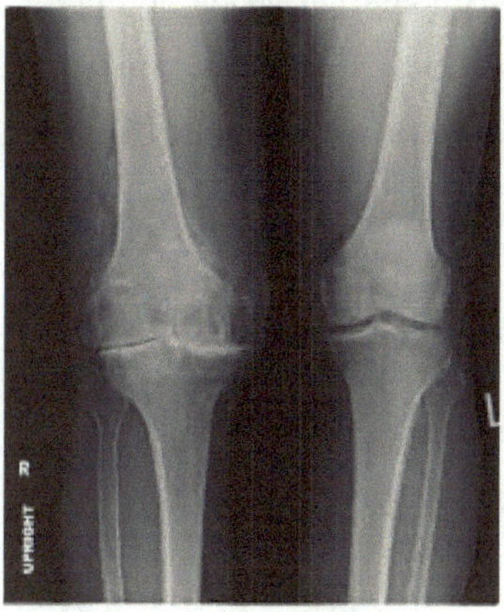

Qu'est-ce que c'est?

L'arthrose est une affection qui atteint les cartilages, c'est à dire les parties osseuses qui sont en contact dans une articulation.

Elle survient dans deux cas:
1-soit les articulations sont "mal positionnées" et sollicitées normalement.

Il s'agit par exemple de conformations articulaires particulières dans des pathologies de naissance ou de l'enfance (ostéomalacie, rachitisme, luxation congénitale de hanche etc…)

Ou bien, de manière bien plus courante, suite à un (ou des) accidents physiques (fractures, luxations, entorses graves etc…).

Toute atteinte osseuse, cartilagineuse, tendineuse, ligamentaire importante peut entraîner de l'arthrose prématurée sur la ou les articulations concernées.

Exemples: une rupture du ligament croisé antéro-externe d'un genou non opéré, entraîne, une gonarthrose précoce. Une rupture du tendon d'achille entraînera de l'arthrose précoce dans la cheville. Une fracture du coude entraînera de l'arthrose précoce dans ce même coude etc…

2-Soit les articulations sont "bien positionnées" mais hyper sollicitées.

C'est le cas de tous les sportifs de haut niveau par exemple….
Ce sera également le cas des travailleurs en manutention ou des travailleurs réalisant des gestes répétitifs.
On comprend que toute articulation sursollicitée va s'user plus vite…
le corps est une très belle machine mais qui possède ses limites!

En revanche il est tout à fait possible de prévenir cette usure et souvent avec des moyens simples (voir plus bas).

De l'arthrose on en a tous!

La médecine a deux gros soucis: ralentir le vieillissement des articulations et le vieillissement des vaisseaux sanguins. ça, on ne sait pas encore bien faire!

Donc toute personne a de l'arthrose à partir de 30 ans environ. Et oui!

Évidemment le degré d'atteinte diffère entre chacun, particulièrement selon l'histoire de chaque individu.

Selon ce qui est exposé plus haut, on comprend qu'une personne ayant subi deux interventions chirurgicales à l'épaule et pratiqué du tennis à haut niveau pendant 10 ans a de gros risques de souffrir des complications liées à l'arthrose.

Quelles sont les complications liées à l'arthrose? Et comment les prendre en charge?

Les gènes seront très différente entre chaque personne. On voit parfois un début d'arthrose de hanche très invalidant chez une personne et, en même temps, des images d'arthrose très évoluées de la colonne vertébrale d'une personne de 85 ans mais qui ne s'est jamais plaint de son dos...

Comme tout traitement, il faut s'intéresser au "terrain" de l'individu. A-t-il d'autres pathologies? Comment mange-t-il? Comment dort-il ? etc....

On s'intéresse de près aux articulations dans cette pathologie, alors que ce sont avant tout les **tissus mous** qui nous embêtent, surtout au début de l'atteinte.

C'est à dire **les muscles, les ligaments, les tendons, la capsule articulaire.**
Ce qu'on appelle les tissus péri-articulaires vont se "rétracter" pour protéger en quelque sorte la ou les articulations qu'ils entourent.
Ce n'est qu'après un certain nombre d'années d'évolution que le frottement des os devient douloureux. On a trop attendu avant d'agir.....

Car oui c'est bien la finalité lorsque l'on ne fait rien: le cartilage se détruit petit à petit et les os se touchent: ça frotte, ça s'inflamme et ça fait mal!

Dans tous les cas, voici les conseils "globaux" pour éviter (reculer!) l'arthrose et des conseils pour la prendre en charge quand elle est installée.

1)La prévenir:

1) Masser,masser,masser!!

C'est la détente des tissus mous qui engendrera la détente des articulations.
Se faire masser thérapeutiquement régulièrement est une des clés de la prévention de l'arthrose (Massage kine, ayurvédique etc...).

2) Étirer,étirer,étirer!!

Pour détendre muscles et tendons, en complément du massage, les étirements, pratiqués seul (yoga, pilates, stretching etc...) ou coaché, renforcent cette détente des tissus mous.
Les articulations sont plus libres, elles" respirent".

3) Chauffer

Pour "fluidifier" les tissus autour des articulations et en particulier les muscles, l'application de chaud est excellente.

On pense aux bains chauds réguliers, au sauna, ou à l'application régulière de bouillottes sur les parties concernées.

4) Prendre conscience des activités néfastes pour les articulations.

Les activités sportives à l'extrême. On pense par exemple à la musculation hyperintensive avec poids, au rugby pratiqué avant la fin de la croissance[5], à la motocross, trés mauvaise pour les articulations du cou etc....

2) La prendre en charge:

1) Reprendre les conseils données au-dessus, ils s'appliquent également
2) Protéger l'articulation douloureuse:

Mettre une attelle souple lors des activités, prendre une ou des béquilles (même si cela peut être dur moralement de porter une béquille, cela peut faire gagner des mois de soulagement et faire reculer une éventuelle opération), économiser les gestes qui la sollicite.

3) Appliquer des pommades/lotions/baumes/huiles

Je vous livre ici des idées, mais le plus important est de trouver ce qui vous va le mieux.

On peut penser au fameux baume du tigre à appliquer sur et autour de l'articulation à la demande (facile à faire soi même d'ailleurs).

Aux gels/pommades anti-inflammatoires prescrits par votre médecin.

A des mélanges d'huiles végétales et d'huiles essentielles, ce qu'on appelle des lotions.

En voici un exemple qui s'applique bien aux symptômes de l'arthrose:

H.E de laurier noble: 40%

H.E. d'estragon: 30%

5 On sait que la pratique du rugby (surtout chez les premières lignes) avant la fin de la croissance osseuse entraîne une platyspondylie des plateaux vertébraux cervicaux, (voir la thèse du Dr Xavier GEHIN à ce sujet)

H.E. de gaulthérie couchée: 30%

A mélanger dans 50% d'huile végétale: amande douce, macadamia etc…

Le laurier noble est un puissant anti-douleur

L'estragon est un décontractant musculaire puissant

La gaulthérie couchée est un anti-inflammatoire.

ATTENTION: vous reportez au chapitre " Aromathérapie" pour une bonne utilisation de ce mélange.

Appliquer à la demande sur et autour de(s) l''articulation(s).

Idéalement: réaliser une fois par jour un cataplasme d'argile par dessus ce mélange.

A réaliser pendant 3 semaines d'affilée pour un résultat optimal.

4) "Nourrir" l'articulation

Appliquer régulièrement de l'argile (voir le chapitre concerné)

Cataplasme de poudre de curcuma: ¼ de tasse de poudre pour une tasse d'eau et 4 tours de moulin de poivre. On fait chauffer à feu doux en remuant tout le temps jusqu'à obtention d'une pâte. Appliquer cette dernière sur la région concernée.

Avoir une alimentation anti-inflammatoire (huile de colza pour la cuisine, au moins un fruit par jour, des légumes, pas de soda ou de sucres simples, pas de tabac)

Des séances d'ostéopathie régulières aideront également à cela (pompage articulaire en particulier).

le drainage des jambes par exemples est excellent pour l'arthrose de genou (pressothérapie, massage, drainage lymphatique etc…)

5) Se faire opérer

Rester des années avec une douleur, un handicap, ce n'est pas une solution.

Si, après avoir essayé des choses simples comme celles énoncées ci-dessus, avoir pris en charge correctement cette arthrose, et ne pas obtenir de soulagement important, n'hésitez pas: demandez un avis chirurgical!

Dans les arthroses évoluées, la chirurgie peut être un geste "magique": en quelques temps (jours ou semaines), vous ne souffrez plus du tout de vos problèmes. Les techniques sont excellentes à notre époque et les résultats très probants.
Renseignez-vous sur le praticien et demander un avis.
Il n'est pas rare à notre époque d'être porteur de 2 ou 3 prothèses (hanche et épaule par exemple) et cela n'empêche nullement une vie normale.
La chirurgie n'étant évidemment pas un geste anodin, tentons de prévenir l'arthrose, car elle se prévient et cela est la meilleure manière de la combattre.

note: Reportez-vous au chapitre " l'algoneurodystrophie" si vous vous faites opérer.

De la bronchiolite

Une maladie réelle mais surmédicalisée.

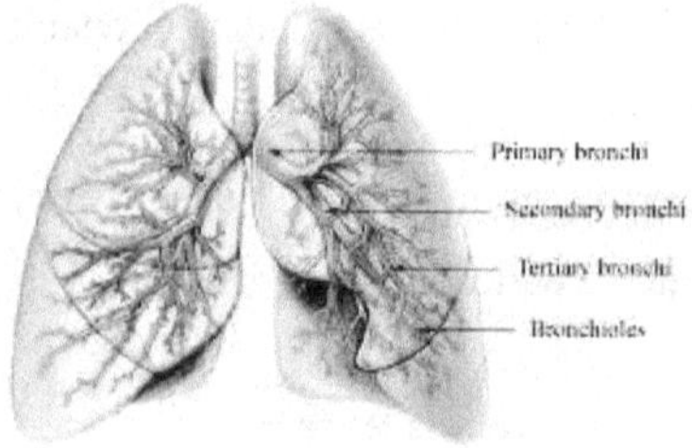

Qu'est ce que c'est?

C'est l'inflammation des bronchioles, c'est à dire des petites bronches. C'est une maladie virale.
Elle est due au Virus Respiratoire Syncytial dans 80% des cas.

Comment faire?

Tout d'abord, le bon sens:

-1) **êtes vous fumeur?** Si oui, est-il possible que bébé soit en contact avec la fumée de cigarette?

Par exemple, fumer " à la fenêtre" peut ne pas sembler néfaste pour votre enfant, mais sachez qu'il absorbe quand même de la fumée. Même si votre enfant dort dans sa chambre, il y'a de fortes chances pour que quelques irritants de la fumée de cigarette parviennent à lui titiller la gorge et les bronchioles...

Fumer dans la voiture? Evidemment vous ne fumez pas avec votre enfant à l'intérieur de la voiture (c'est de toute manière punie par la loi depuis peu), mais sachez que déposer son enfant dans une voiture où il y'a régulièrement de la fumée est très mauvais pour sa gorge, ses bronches, ses poumons.

Les poumons d'un enfant vont réagir beaucoup plus fortement face à un irritant!

Le tabagisme passif est alors très souvent responsable d'affections respiratoires chroniques chez les enfants: bronchiolite, bronchite, bronchite asmathiforme etc....Pensez-y!

-2) **Avez-vous une cheminée?** Chauffez vous avec du bois?

Pour les mêmes raisons d'hypersensibilité aux irritants, un bébé va réagir fortement si il est confronté régulièrement à la fumée de bois.

-3) Bébé peut-il être en contact avec un autre type de fumée irritante?

Les poumons ne sont vraiment matures qu'à l'âge de 7 ans, d'ici là, prenons en soin!

Par bon sens il faut se poser ces questions de contact avec une fumée irritante (tabac+++), évidemment parfois ce n'est pas le cas et la bronchiolite se développe sans cause retrouvée.

En tant que kinésithérapeute, je trouve que **la kinésithérapie respiratoire peut être très aidante, mais elle est beaucoup trop prescrite.**
En effet, cela peut être un véritable traumatisme.
Tout parent ayant amené son enfant subir une séance de désencombrement sait de quoi je parle.

Nous apprenons, à l'institut de formation en masso-kinésithérapie, des techniques de désencombrement violente et, parfois, inefficaces (car non adaptée à la pathologie).

En particulier, le **déclenchement de la toux par réflexe trachéal:** On appuie (plus ou moins fortement selon le kiné..) sur la trachée (juste en haut du sternum) pour déclencher le réflexe de toux (essayez sur vous: ça marche très bien!).
Ensuite on appuie sur la cage thoracique le bébé sur les côtés droit et/ou gauche
Ensuite on **appuie sur la cage thoracique** le bébé sur le dos, tout en maintenant la tête en extension afin que le bébé renifle et se vide le nez.

C'est en général très sportif, accompagné de beaucoup de **pleurs**, de **sanglots** et de **stress** pour les parents, le bébé bien évidemment et, bien qu'il ne le perçoive pas forcément, pour le thérapeute.

Il est clair que ces techniques sont souvent efficaces, en particulier l'accélération du flux expiratoire (quand on appuie sur les côtes), mais, à mon sens, non dénuées de danger. Bien que l'imaginaire de fracture de côtes ne soit pas fondé, il n'en reste pas moins que l'on peut se poser la question suivante:

"Quels impacts psychologiques peut avoir une répétition de maltraitance physique? "

Car il s'agit bien de cela: imaginez vous dans une situation où, bien que malade, on vous maintient fermement pour ne pas bouger, on vous écrase de nombreuses fois les côtes et le ventre, où vous avez du mal à respirer, où vous avez peur, peut-être mal et la ou les personnes qui vous apportent tant d'amour habituellement (les parents donc) laissent faire cette maltraitance.
Et parfois 4 ou 5 fois par semaine...

Combien d'enfants ai-je eu dans les bras sans pouvoir ne serait-ce que apposer mes mains sur leurs côtes? Combien d'enfants ont **gardé en mémoire** le fait qu'en touchant leur thorax ils allaient passer un mauvais moment?
Il m'arrive donc souvent de passer une séance a d'abord me "présenter" à l'enfant. C'est à dire qu'il est encombré effectivement, mais qu'il se met dans un état de sanglot et de défense tel, que réaliser une séance serait inutile, inefficace, voir délétère. Je discute donc avec lui, on joue, on rigole parfois, on brise la glace...

Le lendemain, je peux discuter l'enfant, le toucher et lui faire une séance de kiné respiratoire.

Alors:

- **OUI à la kinésithérapie respiratoire chez les enfants très encombrés**: on empêche la surinfection, l'enfant dort et mange mieux: la kiné est indispensable et très efficace. La balance bénéfice/risque est clairement en faveur du bénéfice.

-**NON aux techniques douloureuses et violente.** Il est possible de désencombrer un enfant sans qu'il pleure, voire même en le faisant rigoler!

-**NON a la surprescription:** Sans conteste un enfant fragile (prématuré par exemple ou en surpoids), qui ne DORT PAS ET/OU QUI NE MANGE PAS a intérêt à pratiquer de la kinésithérapie respiratoire (à l'hôpital ou en ville) lorsqu'il est encombré. Sans conteste un enfant qui a du mal à respirer à CAUSE de ses glaires (car ce n'est pas forcément la seule raison!) doit faire de la kiné.

En revanche une bronchite asthmatiforme ne devra pas toujours être traitée par de la kinésithérapie respiratoire classique (les manoeuvres d'accélération du flux, surtout si l'enfant pleure vont accélérer le phénomène de spasmes des bronches et donc faire l'inverse de ce qui est bon pour l'enfant...). Une toux chronique, un rhume, une angine etc...SANS ENCOMBREMENT IMPORTANT ne nécessite pas de kinésithérapie respiratoire.

Une bronchite, une bronchiolite, une pharyngite etc...si l'enfant DORT ET MANGE CORRECTEMENT NE NÉCESSITE PAS DE SEANCES DE KINÉ ou une seule pour donner des conseils aux parents.A mon sens, cela rassurera les parents, mais l'enfant pourra subir malgré tout une violence dont il n'a pas besoin....(cela dépend de l'attitude du kiné vis à vis de cela)

-OUI à la recherche des éventuelles causes (comme celles citées ci-dessus)
-OUI aux conseils prodigués: -Éloigner les fumées irritantes

-Hydrater l'enfant+++

-Ne pas l'allonger totalement: utilisé un plan incliné ou surélevé légèrement son matelas pour que l'air puisse rentrer au mieux dans sa trachée (environ 30°).

-Selon l'âge de l'enfant, favoriser un apport vitaminique et minéral naturel: fruits et légumes crus+++.

-En complément des médicaments prescrits par le médecin, on pourra faire une cure de probiotiques. Préférez ceux en goutte. Les probiotiques vont favoriser les défenses immunitaires de votre enfant (voir le chapitre concerné).

Il est aussi possible que la maman allaitante en prenne elle même, le bébé profitera des probiotiques à chaque tétée.

Des carences

Ou comment pallier nos déficits nutritionnels

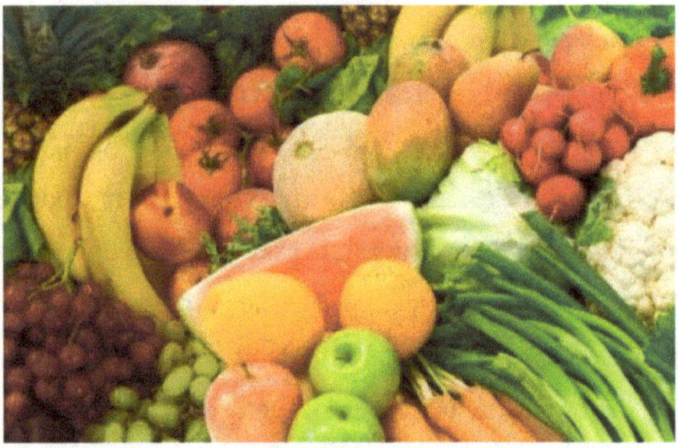

Qu'est ce que c'est?

Une carence est un manque, un déficit important en un élément nécessaire à la bonne marche de l'organisme. Par exemple, une carence en Fer provoque de l'anémie.

Plusieurs études, et en particulier l'étude SUVIMAX réalisée en France révèlent que nous serions tous en carence. Vitamines, minéraux, acides gras essentiels etc… Toutefois, cela ne fait pas l'unanimité dans la communauté scientifique.

Devons-nous tous prendre des compléments alimentaires? La question reste en suspens…

Ce qui est certain, c'est que la nutrition est un support essentiel pour la santé.

Ne jamais manger de *fruits et légumes* est clairement mauvais pour la santé, précisément parce que certains minéraux et certaines vitamines ne sont trouvables et bien assimilables par l'organisme exclusivement dans les fruits et légumes.

Tout comme l'apport de *protéine animale*(viande, poisson, oeuf…) est essentiel pour ne pas être carencé.

En cela, un régime végétarien exclusif ne semble pas envisageable sur une trop longue période.
L'apport nutritionnel équilibré est donc très important pour la santé.

Les vraies carences entraînent de graves maladies:

-Scorbut et carence en vitamine C.
-Rachitisme et carence en vitamine D.
-Anémie et carence en vitamine B12.
-Crétinisme et carence en iode (goitre endémique)...etc...

Sans aller dans ces extrêmes que l'on trouve surtout chez les populations de pays défavorisés (rachitisme par exemple), il existe, dans le monde occidental opulent, des déficits.

Les déficits correspondent à un manque de certain(s) nutriment(s). L'organisme ne reçoit pas assez de ce(s) nutriment(s).

Pour le savoir, il faut réaliser un examen (sanguin ou urinaire selon le nutriment recherché).

Dans certaines situations ces déficits sont essentiels à palier:

-Anémie (Fer, vitamine B12)

-Récupération de fractures(vitamine D)

-Fumeur et Vitamine C etc…

A cela se rajoute les déficits engendrés par la prise de certains médicaments (voir tableau ci-après).

Catégorie de médicaments	*Nutriments diminués*
Inhibiteurs de l'ECA (maladies cardiovasculaires) : Lopirin®, Xanef®	Zinc, sodium
Antibiotiques : Pénicilline, érythromycine	Calcium, magnésium, potassium, vitamine K, flore intestinale
Benzodiazépines (contre l'anxiété) : Valium, Xanax	Mélatonine
Bêtabloquants (pour les maladies cardiaques)	Coenzyme Q10, mélatonine
Pilule contraceptive	Acide folique, vitamines B1, B2, B3, B6, B12, C, zinc, sélénium, minéraux trace
Bronchodilatateurs (pour l'asthme et les problèmes respiratoires) : Ventoline, Serevent	Potassium
Inhibiteurs calciques (pour les maladies cardiaques)	Potassium
Médicaments contre le diabète : Glucophage®, Stagid® et leurs génériques	Vitamines B12 et B6, acide folique, coenzyme Q10, zinc, magnésium, potassium
Œstrogènes : Premarin, Prempro	Vitamine B6
Anti-inflammatoires non stéroïdiens : Ibuprofène, Naproxène	Acide folique, fer, vitamine C
Diurétiques épargneurs de potassium : Aldactone, Soludactone	Acide folique, fer, vitamine C, zinc
Antidépresseurs ISRS : Prozac, paroxétine	Acide folique, mélatonine
Statines (pour diminuer le cholestérol) : Zocor, Lipitor	Coenzyme Q10
Diurétiques thiazides :	Magnésium, coenzyme Q10,

hydrochlorothiazide (*Esidrex*)	potassium, sodium, zinc, thiamine, vitamines B6 et C
Médicaments anti-ulcéreux (anti-H2)	Vitamine B12, vitamine D, calcium, fer, zinc, acide folique.

On se rend compte, par exemple, que toute femme prenant une pilule contraceptive à intérêt à se supplémenter en vitamine B (en mangeant beaucoup de légumes à feuilles vertes par exemple) et que toute personne prenant des statines doit se supplémenter en Coenzyme Q 10.

Ces notions sont très peu connues par le public.

Pourtant nombreux sont ceux qui prennent les médicaments cités ci-dessus.

De la césarienne

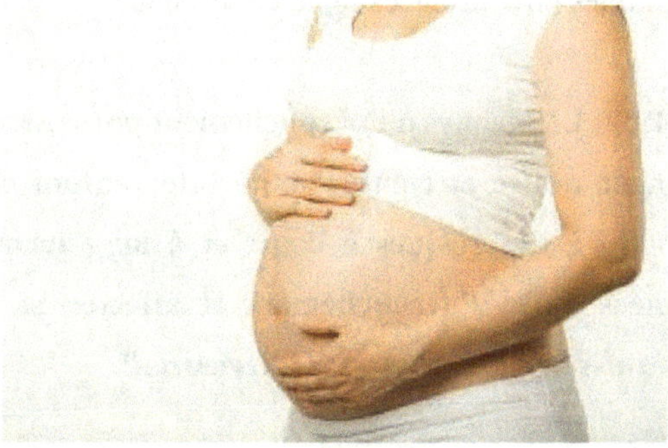

Qu'elle soit programmée ou nécessaire lors de l'accouchement, la césarienne peut modifier en profondeur les tissus du petit bassin.

Qu'est ce que c'est?:

"C'est une opération chirurgicale consistant à inciser la paroi abdominale pour en extraire le bébé". La peau sera donc incisée, plus ou moins les abdominaux (le long de la ligne blanche) et la paroi de l'utérus évidemment. Trois couches de tissus seront donc incisées et donc trois cicatrices seront présentes suite à une césarienne. Une seule sera visible, celle de la peau.

La question ne se pose évidemment pas dans certaines conditions où la césarienne est vitale pour le bébé et/ou la maman (risques infectieux, dystocie du bassin, grossesse gemellaire…).
En revanche, il existe certaines circonstances où la césarienne n'est peut-être pas la solution la meilleure.
Comme le rappelle l'OMS: " **Le recours à l'accouchement par césarienne est de plus en plus fréquemment utilisé et comme toute intervention chirurgicale, cette pratique est associée à des risques à court et à long termes pouvant perdurer plusieurs années après l'accouchement et affecter la santé de la femme et de son enfant ainsi que les grossesses ultérieures".**

il sera nécessaire de travailler la cicatrice en ostéopathie et peut-être avec des massages, surtout si cette dernière est vraiment sensible.

Un accouchement par césarienne, n'offre pas au bébé la possibilité d'assimiler la flore bactérienne vaginale de la maman.
En effet, certains auteurs considèrent que le premier ensemencement bactérien de la flore intestinale d'un être humain se fait par la déglutition des liquides lors du passage par voie basse durant l'expulsion.

On recommande donc aux parents de bébé né par césarienne, une supplémentation en probiotiques adaptés à tous bébé né par césarienne (voir le chapitre " les probiotiques").
Une chercheuse américaine propose à ce sujet un ensemencement en flore vaginale chez les bébés nés par césarienne.[6]

6 http://www.sciencepresse.qc.ca/blogue/2015/02/20/cesarienne-petite-dose-bacteries-vaginales
Maria Gloria Dominguez-Bello

Du chaud et du froid

La thermo/cryotherapie

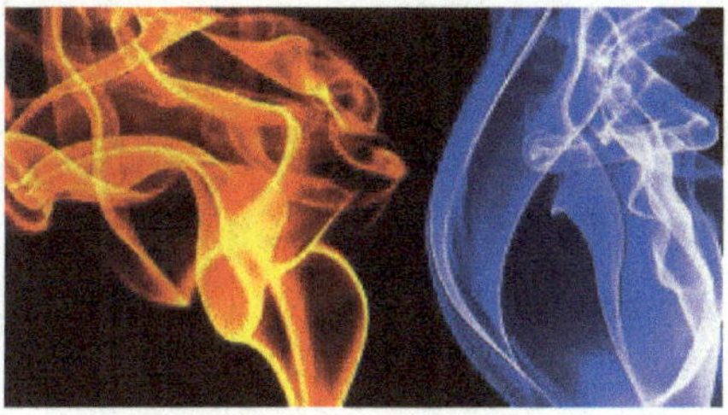

Qu’est-ce que c’est?

De manière très basique on peut résumer le thermo/cryothérapie comme cela:

-Du chaud **(thermo)** pour les contractures musculaires

-Du froid **(cryo)** pour les douleurs inflammatoires.

exemples:

-J'ai un torticolis, j'ai un lumbago et tout ce qui est "blocage" du dos, ce sont les muscles tendus qui me font mal: je mets du chaud

-Je me suis fait une entorse, ma cheville/mon genou a vrillé et me fait mal, c'est un peu gonflé et chaud: je mets du froid.

-J'ai une articulation qui me fait souffrir plutôt au repos, j'ai donc une inflammation: je mets du froid.

-J'ai mal au ventre quand j'ai mes règles, j'ai le muscle de l'utérus qui est contracté: je mets du chaud.

Parfois les deux s'entremêlent:

-Je viens de me faire opérer de l'épaule: je mets du chaud sur la région des trapèzes (les muscles sont tendus) et je mets du froid sur l'épaule.

-J'ai une crise d'arthrose au genou: je mets du chaud sur la cuisse, je mets du froid sur le genou.

Basiquement: **le chaud détend, "fait fondre", les muscles durs et tendus, le froid combat l'inflammation (c'est à dire "chaud, rouge, gonflé")**

Pour le chaud, l'idéal est un sac rempli de graines (de lin ou noyau de cerises ou riz etc...) que l'on fait chauffer au micro-ondes par exemple. On l'applique entre 15 et 30 min, deux à trois fois par jour.

Pour le froid, une compresse de gel que l'on garde au congélateur, ou un sac de petit pois congelés font très bien l'affaire.

Enfin il y'a les **bains écossais**, tellement utile dans les suites opératoires, lors d'algodystrophie ou sur une entorse de cheville ou de poignet.

Et facile à faire! Il faut:

Deux bassines: une d'eau froide (environ 10°), une autre d'eau chaude (environ 40°)

On trempe 1 min dans l'eau froide, 1 min dans l'eau chaude, 1 min dans l'eau froide, 1 min dans l'eau chaude etc..en alternant 10 à 15 min. ON TERMINE PAR LE FROID.

Pour les pieds et les mains+++

De la cigarette

On le sait, mais pas toujours...

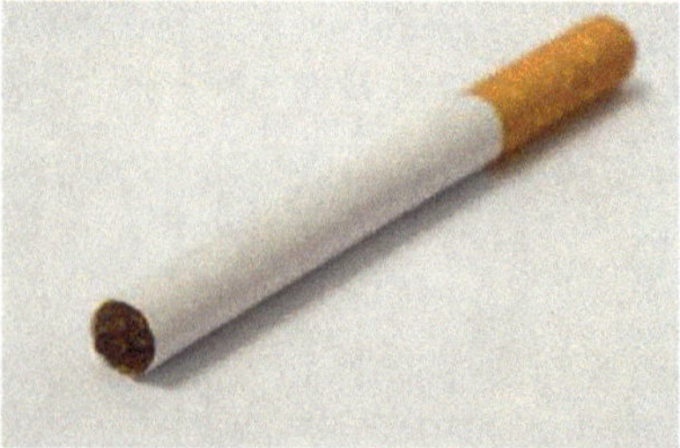

On sait que fumer c'est mauvais!

C'est mauvais pour les poumons, pour la tension artérielle, pour le coeur etc....

Ce que l'on ne sait pas toujours:

-Fumer "brûle" le stock des 60 mg de Vitamine C nécessaire au quotidien.

-Fumer déshydrate.

-Fumer agit sur la vessie (et par conséquent, peut faire mal au dos : voir chapitre "De la Vessie").

-Ce sont les cellules graisseuses qui "stockent" les toxiques.

Alors si l'on est fumeur:

-On mange des oranges, poivrons, kiwis, persil etc..tous les jours pour un bon apport en vitamine C.(Ou on boit un jus obtenu par extraction, ou on se supplémente en vitamine C naturelle).

-On boit de l'eau+++ (2 à 3 litres/jour).

-On fait régulièrement contrôler sa vessie (avec une échographie).

- Quand on arrête de fumer, on évite de perdre du poids trop rapidement (voir on se laisse en prendre), afin d'éviter un relargage massif de toxiques dans le corps

Du desmodium

La plante alliée des foies surchargés.

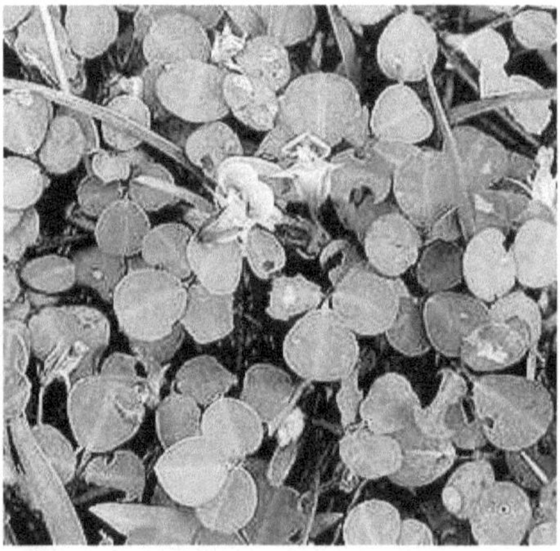

Qu'est ce que c'est?

Le desmodium adscendens est une plante herbacée des zones équatoriales d'Afrique et d'Amérique latine.

Indications usuelles:

Par son **action protectrice** et **régénératrice des cellules hépatiques**, le desmodium permet de lutter contre certaines agressions d'origine virale ou chimique que peut subir le foie au cours d'une intoxication hépatique d'origine alcoolique ou médicamenteuse (chimiothérapie)[7]

7 "La santé par les plantes",, VIDAL, Sélection du reader's digest, p.86. Année 2010.

Comment Faire?

Il est recommandé de prendre du desmodium dans les circonstances suivantes:

-Prise de médicaments quotidienne.

-En accompagnement des chimiothérapies.

-Prise ponctuelle de médicaments puissants. (immunomodulateur, myorelaxant etc…)

-Intoxication/sevrage alcoolique. Ici, l'effet est trés intéressant puisque tout en régénérant le foie abîmé, il est en général difficile voire impossible d'ingurgiter de l'alcool lors de la prise de desmodium (cela donne envie de vomir).

-Séquelles d'hépatite. Une hépatite fragilise le foie pour toute la vie, si on ne soutient pas le foie régulièrement. Il peut-être intéressant dans ces cas là de réaliser une à plusieurs cures par an de desmodium.

-Certaines affections cutanées (psoriasis, eczéma etc…). Parfois les résultats sont vraiment spectaculaires.

-Foie "paresseux": tendance à ressentir une barre sous les côtes après des repas riches et/ ou gras et/ou avec de l'alcool. En général, une cure de 3 semaines de desmodium peut suffire à résoudre ces gènes.

Quelles doses?

Tout dépend de la présentation tout d'abord (liquide, gélules etc…), du problème visé, et de l'individu évidemment.

On ne peut, ici, donner que des indications d'ordre général. Il est conseillé de vous référer à un professionnel compétent. (pharmacien, phytothérapeute, naturopathe, micronutritionniste etc..)

Précautions d'emploi:

A ce jour, aucune toxicité du desmodium, même à forte dose n'a pu être mise en évidence.

Cependant, comme tout draineur hépatique, le "nettoyage" du foie peut s'accompagner de nausées, état nauséeux, diarrhées. Cela est normal et ne dure en général que deux à quatre jours.

Du Diabète

Ou plutôt du Pré-Diabète

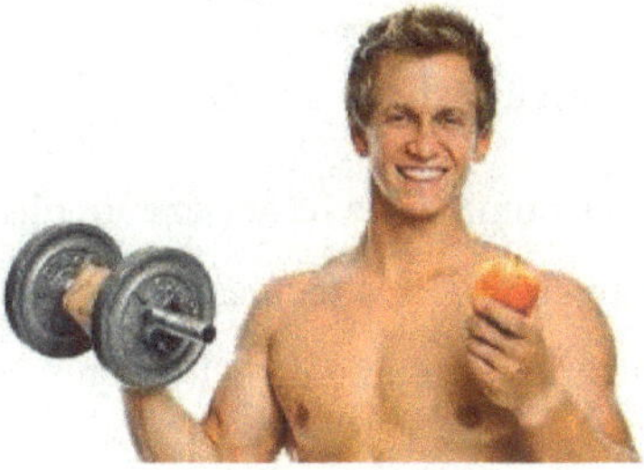

Qu'est-ce que c'est?

Le diabéte se définit par un **défaut d'action de l'insuline**, seule hormone Hypoglycémiante (qui fait baisser le sucre dans le sang). Cela se traduit par une **augmentation de la glycémie** dans le sang.

On considère que l'on est diabétique lorsque le seuil de la glycémie dépasse **1,26 g/L.**

On considère que l'on est en situation de pré-diabète (c'est à dire avec une possibilité de devenir diabétique) à partir de **1g/L**.

<u>Ce que l'on sait actuellement:</u>

-L'idéal est de ne pas dépasser 1g/L tout au long de sa vie.

Pour ce faire:

-Pratiquer régulièrement une **activité physique**: c'est le moyen le plus efficace pour lutter contre l'hyperglycémie.

-Eviter de consommer des aliments à **Index Glycémique** élevé.

C'est à dire ?Le concept sucres lents/sucres rapides est effectivement obsolète.

Il faut par exemple savoir que les pâtes, le riz ou les pommes de terre (encore plus lorsqu'elles sont très cuites) que l'on nous présente comme des féculents (avec ce concept de "lenteur") provoquent une grande libération de sucre dans l'organisme et à ce titre sont plutôt des " sucres rapides"...

Bien que la notion d'index glycémique soit soumis à controverse, il est clair que **privilégier des légumes aux céréales cuits et bannir ou diminuer les sucreries ou boissons sucrées** fait l'unanimité physiologique: votre taux de sucre sera plus stable.

Pour éviter le diabète:_

-Ne pas se retrouver en pré-diabète!: contrôler sa glycémie tous les ans et ne pas dépasser 0,95g/L.

-Faire une activité d'endurance régulière (marche, natation, danse, course...).

-Contrôler son apport en sucre et privilégier aux pâtes, riz, pommes de terre trop cuites, des légumes (crus ou cuits) et des légumineuses (patates douces,pois cassés, quinoa etc…)

Note: Nous parlons ici du diabète de type 2.

De l’épine calcanéenne.

Une affaire de mollet!

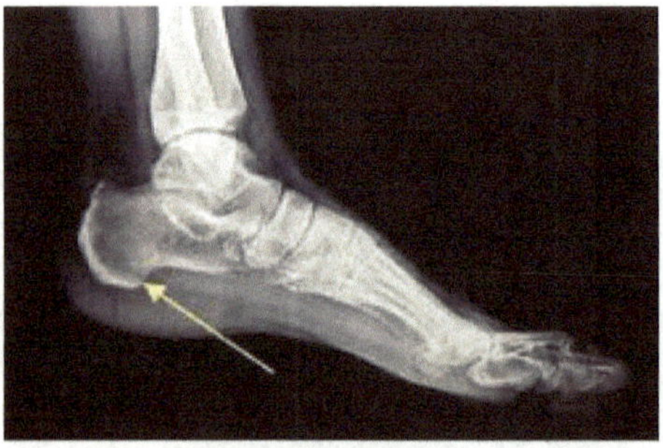

Qu’est ce que c’est?

C’est une excroissance osseuse de la partie inférieure du calcanéum, l’os du talon.

Pourquoi un os pousse t-il? C’est la première question à se poser.
Tout relief osseux né parce qu’un tendon musculaire tire dessus.
C’est en effet l’**effet de traction d’un tendon musculaire** qui va stimuler la fabrication d’os à l’endroit précis où la terminaison du muscle se fait.

C’est le cas pour la bosse pointue de votre coude (l’**olécrâne** tracté par le tendon du triceps brachial), le relief du genou juste sous votre rotule (la **tubérosité tibiale antérieure** tractée par le tendon du quadriceps), des os sur lesquels vous êtes assis (**les tubérosités ischiatiques** formées par la traction des ischio-jambiers). etc…

On ne naît pas avec ces reliefs osseux, ils apparaissent au fur et à mesure que nous grandissons, que nous nous mettons sur le ventre, levons la tête, poussons sur nos bras, nous mettons à quatres pattes, marchons, courons etc…

Une épine calcanéenne est donc le résultat d'une traction tendineuse.

C'est la traction du **triceps sural** qui est en cause: le mollet!

Plus exactement le **système achiléo-plantaire**, c'est à dire le mollet qui se poursuit avec l'aponévrose plantaire, une sorte de tissu qui recouvre la plante de nos pieds.

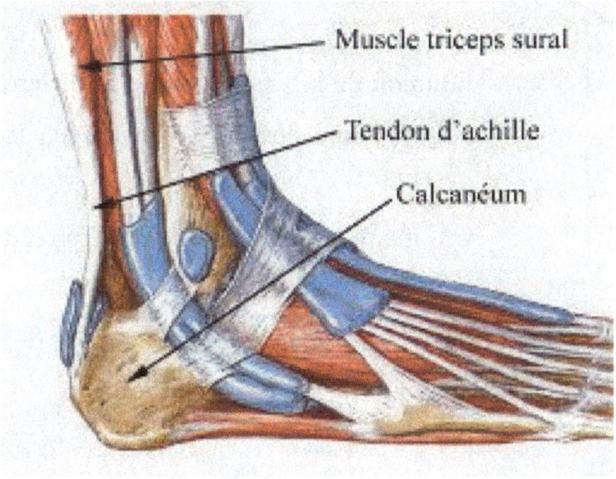

La cause est souvent lié à un problème postural: trop penché en avant nos mollets devront travailler tout le temps pour nous redresser/ trop penché en arrière, nos orteils devront se contracter pour nous redresser.

Dans les deux cas on risque de se retrouver avec des contractures au mollets et/ou une aponévrosite plantaire et/ou une épine calcanéenne.

Ce qu'il faut comprendre c'est que ce n'est pas l'epine calacanéenne qui fait mal, mais l'**inflammation de l'aponévrose, ainsi que les contractures des mollets**.

Comment faire?

Prendre en charge une "épine calcanéenne", cela veut dire:

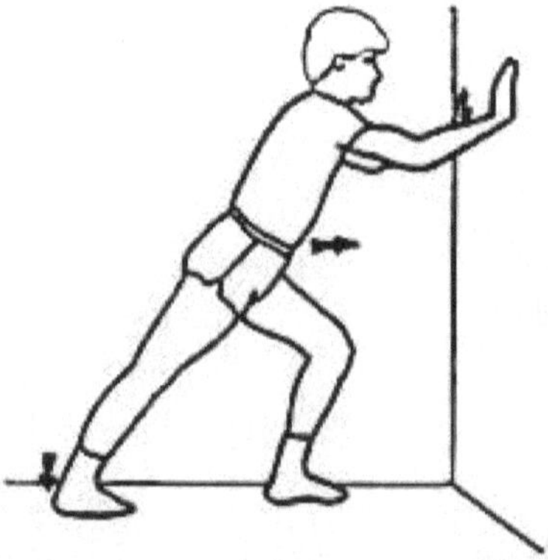

- Etirer+++ les mollets (auto-étirement quotidien)

Le talon de la jambe tendue en arrière doit toujours être en contact avec le sol.
On maintient la position environ 20 secondes (sans à coups!).
On exécute 1 série de 5 étirement de chaque côté 3 à 4 fois par jour.

-Étirer, masser l'aponévrose plantaire

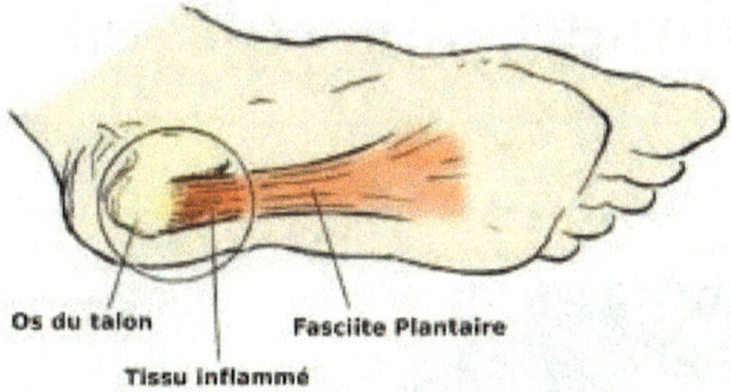

-Amortir les chocs sur les talons avec des talonnettes en silicone par exemple.

Ce sont votre kiné et votre ostéopathe qui seront les plus habilités à résoudre cette douleur du talon et de la voûte plantaire interne.

Des étirements

Moins on les aime, plus on en a besoin...

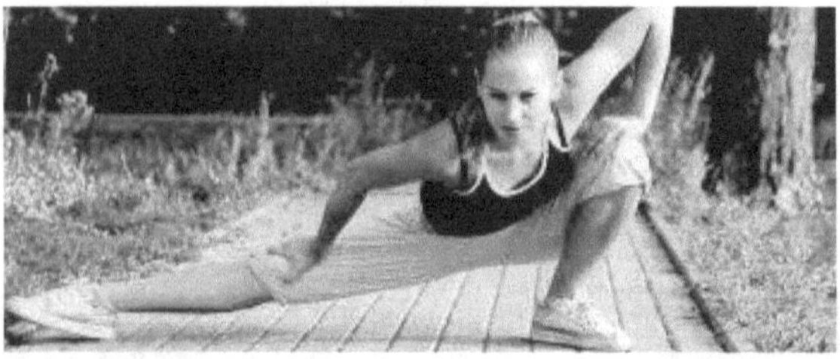

Qu'est-ce que c'est?

Nous parlerons ici d'étirements de longue durée, c'est à dire de **postures**, permettant d'allonger les fibres musculaires et, grâce au maintien de la position, d'assouplir les articulations.Il ne faut jamais faire d'à coups sur des postures!!C'est le meilleur moyen de faire apparaître des inflammations...[8]

8 Pour rappel: on étire des muscles APRÈS une pratique sportive, idéalement 24 à 48 heures après. Pourquoi? Parce que les courbatures sont, microscopiquement des fissures des fibres musculaires. Et, étirer une fissure aura tendance à retarder sa cicatrisation, cette dernière se faisant en 24/48h.

Idéalement, juste après une pratique sportive, il faut s'appliquer du froid.Les étirements dynamiques, avec à coups peuvent, en revanche être inclus dans la partie échauffement, juste AVANT la pratique sportive.N'oubliez pas: Étirer de manière prolongé des muscles avant une pratique sportive c'est leur envoyer ce signal: je te repose, je te défatigue, c'est à dire l'inverse que l'on va leur demander dans les minutes suivantes...Enfin, plus un muscle est étiré plus sa capacité de contraction est meilleure.

Comment faire?

De manière caricaturale, **nous sommes tous en enroulement:** assis pendant les repas, assis, dans sa voiture, assis devant son ordinateur, assis dans son canapé etc…

De plus nous utilisons surtout les **muscles de devant** (pectoraux, biceps, muscles des mains,psoas etc…), que ce soit pour écrire ou faire de la manutention par exemple (voir le chapitre "Des travailleurs manuels").

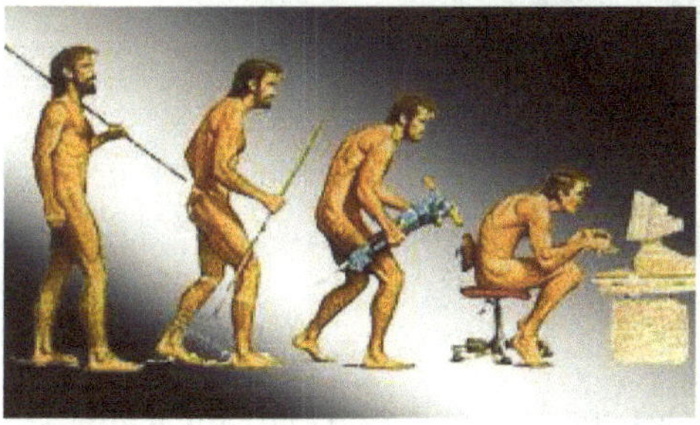

Les muscles antérieurs ont donc une double raison de se rétracter/rétrécir/contracturer: leur sursollicitation et la posture en enroulement.

Il faut donc SE DÉSENROULER!

Pour ce faire, il suffit de connaître 3 étirements:

1-Étirement de la chaîne antérieure des membres supérieurs=Désenrouler les épaules et étendre les bras.

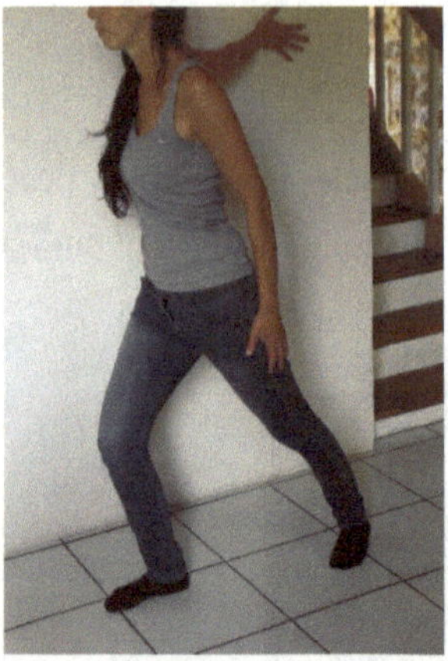

figure 1

On plaque la **main tendue, doigts écartés** contre le mur. Le **coude est tendu**. On réalise une fente avant: on plie le genou du même côté que le bras que l'on étire, la jambe opposée est tendue. Les deux pieds sont à plats au sol.

On doit ressentir une **sensation d'étirement dans l'avant de l'épaule ET/ OU dans le bicepsET/ OU dans l'avant-bras/poignet.**

JAMAIS dans l'arrière de l'épaule ou le dos.

C'est à vous de trouver la bonne position, en particulier mettre la main plus ou moins haut sur le mur, tourner légèrement le buste et le bassin du côté opposé au mur etc..

Au moins 90% de la sensation doit se trouver dans le membre supérieur (main, poignet, avant-bras, coude, biceps, épaule et pectoraux) et dans sa partie avant.

L'étirement se fera où vous en avez besoin, c'est pour ça que la sensation peut-être différente selon chacun.

On maintient la position 20 secondes et on répète 5 fois l'exercice en prenant le temps de **respirer amplement**. On inspire par le nez, on souffle, deux fois plus longtemps, par la bouche.

Peut potentiellement retarder l'apparition de : tendinites des épaules, tendinites de coude, canal carpien.

2-Étirement des muscles de la main= ouvrir les doigts et tendre le poignet.

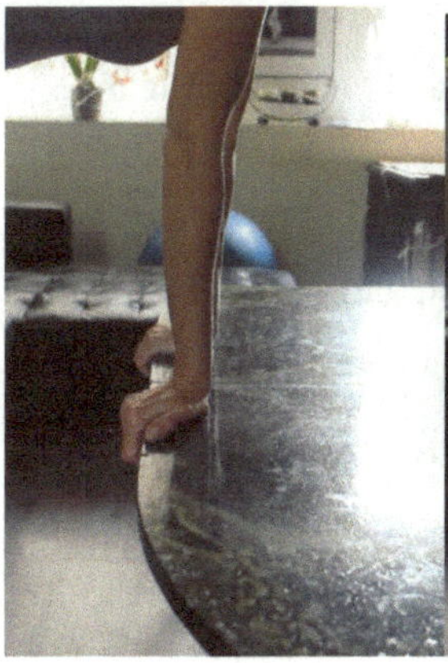

figure 2

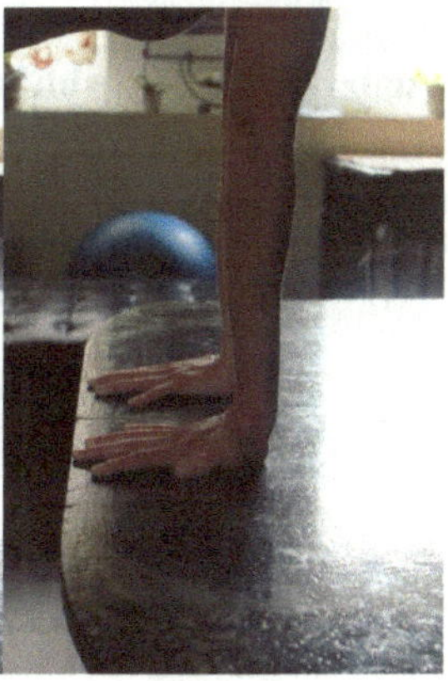

figure 3

Sur une table on pose les mains comme indiqué: doigts vers soi et talon de la main posé sur la table. Les doigts sont tous plaqués sur la table et écartés.

ATTENTION: ne pas forcer si c'est trop difficile. Dans ce cas on ne pose que la main, les doigts restent en dehors de la table (figure 2) . Avec de l'entraînement on arrivera à poser les doigts (figure 3).

La sensation d'étirement se trouve principalement dans le poignet et/ou la paume de la main. Plus rarement dans le coude.

On maintient la position 15/20 secondes, puis on relâche DOUCEMENT, car, vous allez le sentir, ça tire beaucoup!

Alors on y va tranquillement et on répète 5 fois l'exercice en prenant le temps de respirer amplement. On inspire par le nez, on souffle, deux fois plus longtemps, par la bouche.

Peut potentiellement retarder l'apparition du canal carpien et tendinite du coude.

3-Étirement des fléchisseurs de la cuisse=on tend la cuisse et le dos.

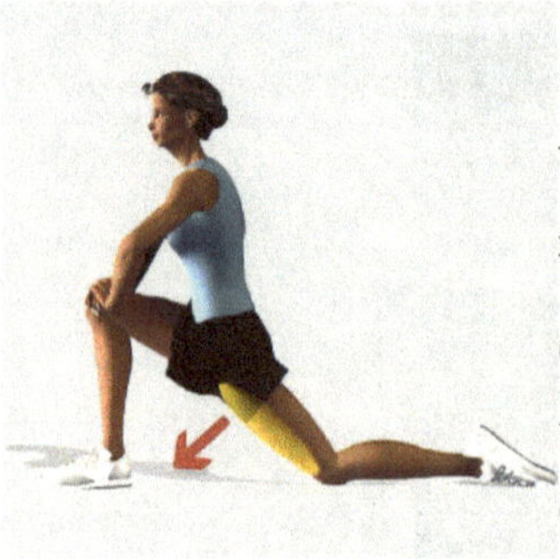

Figure 4

Un genou au sol, **cuisse en extension**, les deux mains sur le genou opposé. **Le dos doit être droit.**

On joue sur la flexion du genou en avant pour trouver une sensation d'étirement dans le haut de la cuisse opposée.

Une fois la sensation d'étirement trouvée, on peut majorer l'action en poussant le bras opposé au genou au sol tendu vers le haut sur une inspiration. On sent alors une sensation d'étirement supplémentaire dans le flanc (étirement des abdominaux).

On répète l'exercice 5 fois de chaque côté.

Peut potentiellement retarder l'apparition de lombalgies/soulager des lombalgies chroniques.

Conclusion:

Environ deux minutes pour chaque étirement: Donc moins de dix minutes, avec les temps de pause.

Effectuer cela une fois par mois, peut déjà être bénéfique!

Moins de deux heures par an pour prévenir inflammations tendineuses et enraidissement articulaire…

Idéalement 2 à 3 fois par semaine est une bonne fréquence.

De la femme enceinte.
(écrit avec l'aide de sarah Donnet, sage-femme, acupunctrice, homéopathe)

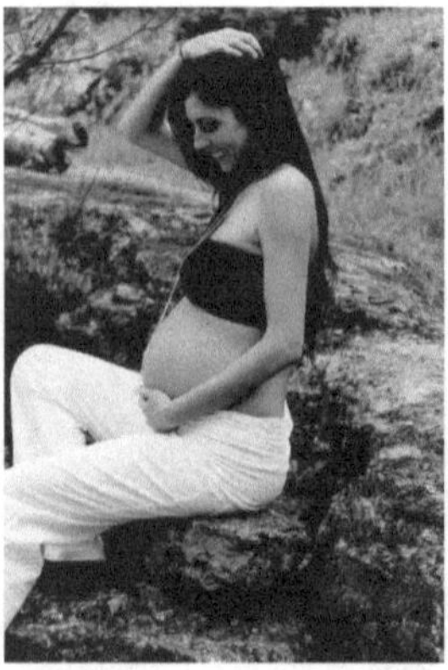

A chaque femme sa grossesse.

Nous ne donnons ici que quelques conseils d'ordre généraux, chaque grossesse étant unique.

Il est conseillé d'être suivi par une sage-femme pour toute grossesse normale et par une sage-femme ET un médecin gynécologue-obstétricien dans le cas de grossesse avec pathologie. Le médecin aura un accompagnement ponctuel indispensable en cas de pathologie, **tandis que la sage-femme accompagne tout le long de manière suivie**.

Mais ces deux acteurs font tous deux le suivi médical de grossesse.

La sage-femme

Dans le cas d'une grossesse normale, la sage-femme fera l'intégralité du suivie et sera à même de poser les diagnostics. La sage-femme orientera la patiente en cas de pathologie vers un spécialiste pour un suivi conjoint de la grossesse.

Elle réalise le suivi gynécologique de contraception et de prévention (comme le gynécologue: examen gynécologique, frottis...), couvre tout le domaine obstétrical (grossesse et accouchement), le suivi post-natal (post-partum et consultation post-natal) et l'accompagnement du nouveau-né. Elle peut par exemple, pratiquer les échographies, délivrer les prescriptions de médicaments, prescrire les arrêts de travail, pratiquer l'examen du nouveau-né etc... Ses compétences sont très variées et s'adaptent à chaque individu.

Elles peuvent, comme tout professionnel médical, avoir de nombreuses spécialitées: acupuncture, hypnose, homéopathie, haptonomie, échographie etc...

La maïeutique (avec la médecine, la dentisterie et la pharmacie) **est une des quatre professions médicales en France.**

Ce ne sont pas des infirmières spécialisées (auxiliaires médicaux) , comme on l'entend trop souvent, mais bien des praticiens médicaux.

Les sages-femmes sont des actrices (acteurs) essentielles(els) dans l'accompagnement de la vie d'une femme (de sa puberté à sa ménopause) et leur compétences ne sont pas assez connues de la part des patientes, mais également de la part du corps médical.

Elle sont évidemment indispensables lors d'une grossesse et vous donneront les conseils le mieux adaptés.

C'est également le soignant de choix pour toutes les femmes en âge de procréer.

Conseils pour la grossesse:

PREMIER TRIMESTRE:

1-Ne pas polluer bébé et ainsi ne pas agir négativement sur son développement, voir son ADN.

A l'évidence, arrêt total de la cigarette et de la consommation d'alcool.

Le foetus étant une "éponge" à toxique, son exposition aux métaux lourds peut-être terrible: fausse couche, mauvais développement embryonnaire etc...

Cela signifie:

-Eviter à tout prix de respirer de la peinture neuve non bio, de manipuler des pesticides/herbicides etc...

En fait, fuir un maximum de pollution (voir le chapitre " De la toxicité").

-Pas d'huiles essentielles durant la grossesse. On utilise les hydrolats à la place.

-Ne pas faire de DETOX enceinte: les déchets du nettoyage du foie se retrouveront dans le sang et donc pourront intoxiquer gravement le bébé.

2-Complémentation en vitamine B9 (acide folique)

favorise le développement nerveux du foetus, puis lutte contre l'anémie.

A prendre en préconceptionnel et tout le long de la grossesse.

Également, la spiruline (une algue) permet de se complémenter en mineraux, vitamines (dont la B9) et acides aminés essentiels. Cela peut aider à prévenir une certaine fatigue.

3- En cas de nausées:

Plusieurs méthodes possibles:

-Manger du gingembre confit.

-Jus de citron dilué dans l'eau à la demande.

-Infusion de menthe: 5 feuilles fraîches ou 2 feuilles sèches pour une tasse. Faire infuser 3-4 minutes. A prendre à la demande.

-Bracelet anti-nausées.

-Séance(s) d'acupuncture.

DEUXIEME ET TROISIEME TRIMESTRE:

Mêmes conseils.

N'hésitez pas à consulter votre ostéopathe au moins une fois pendant la grossesse et, dans l'idéal, une fois par trimestre.

Pourquoi? Au moins, pour vérifier si l'**articulation sacro-coccygienne** est bien souple.

En effet, cette articulation est essentielle dans les derniers moments de l'accouchement (elle peut basculer de 30 degrés pour aider à l'expulsion): cela peut éviter déchirure ou une épisiotomie.

L'ostéopathe pourra également vérifier la mobilité globale du bassin ainsi que des membres inférieurs et de la colonne lombaire.

Il pourra également vous montrer des exercices à faire chez vous pour favoriser cette détente/mobilité du bassin si besoin.

En voici deux exemples:

1-Sur le dos on laisse tomber les genoux vers le sol, on garde la posture une trentaine de secondes. Objectif: étirement des adducteurs, assouplissement du pubis, mobilisation des hanches.

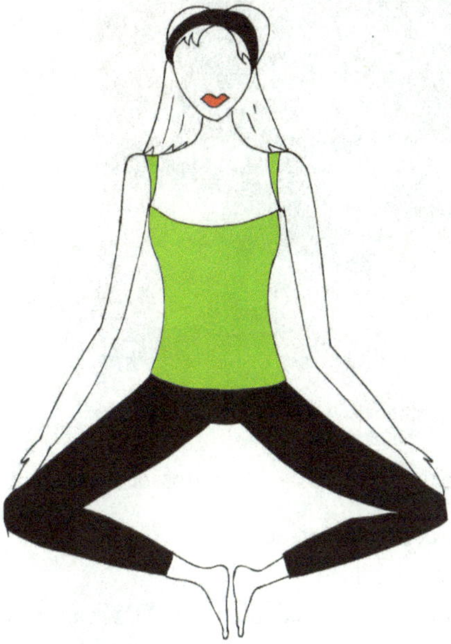

2-Sur le dos, on prend un genou avec la main du même côté et on effectue des ronds. On peut rajouter une balle de tennis sous la fesse pour masser le massif fessier. Objectif: étirement léger des abducteurs, assouplissement lombaire, mobilisation des hanches.

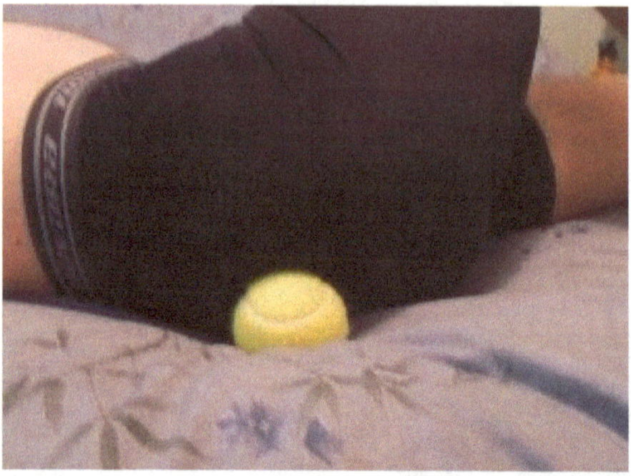

Il pourra vous accompagner en cas de certains désagréments: sciatique/sciatalgie, gêne sous les côtes, douleurs au dos etc…

Enfin, l'ostéopathe donnera de la place à "l'appartement" du bébé (Bruno Conjeaud, ostéopathe, parle de passer du studio au T1), en mobilisant les organes du ventre (ostéopathie tissulaire douce)

Il n'y a parfois que l'ostéopathie qui soulage la femme enceinte qui subit, sous l'effet d'hormones, une modification de ses ligaments et donc de ses articulations.

L'acupuncture est également un allié formidable lors de cette période afin d'obtenir un bel équilibre énergétique permettant de vivre une grossesse épanouie. Elle est parfois aussi la seule à apporter du confort dans certaines situations et selon les patientes. Elle peut prévenir des éventuelles pathologies.

En médecine chinoise, l'état gravidique entraîne une modification de l'équilibre énergétique. Il est donc important de le compenser autant que faire se peut.

C'est aussi un remède préconisé dans plusieurs situations, comme par exemple lors de la présentation en siége: l'acupuncture est recommandée en première intention.

Cette pratique est également conseillée contre les nausées, les retards de croissance etc…la liste est loin d'être exhaustive.

De même, **l'homéopathie** est très utilisée dans le domaine de la maïeutique, que ce soit en préventif (travail et accouchement harmonieux) ou bien en curatif (arnica après la délivrance par exemple).

NOTE: Ne jamais prendre d'arnica lors du dernier trimestre (risque de saignements).

Quelque soit le choix de son accompagnement, l'essentiel est d'être la plus épanouie possible lors de cette période unique. Pas toujours facile...en tous cas il est intéressant de savoir qu'il existe des solutions pour les éventuels désagréments accompagnant la grossesse.

Du foie

Cet organe si singulier...

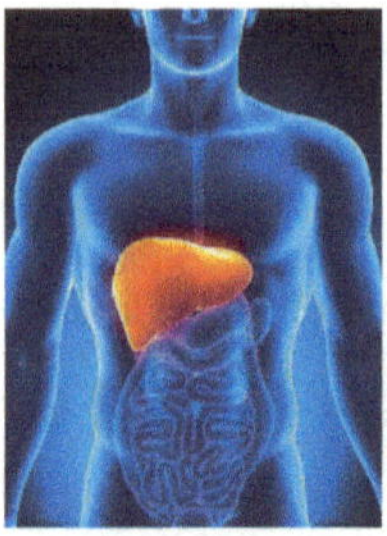

Lorsque vous posez votre main sous votre mamelon droit vous "tenez" votre foie du pouce à l'auriculaire...

Qu'est ce que c'est?

Le foie est l'organe le plus gros du corps (environ 1 kg 500 grammes). De plus il est "collé" au diaphragme par sa face supérieure. Il possède donc une **importance mécanique majeure.**[9]

De plus, le foie est responsable de **nombreuses fonctions biologiques.**

Entre autres:

> *-Rôle dans le* ***maintien de la glycémie*** (stocke le glucose sous forme de glycogéne et libère du glucose à partir du glycogéne)

9 Si l'on respire 15 fois par minute, cela signifie que le diaphragme (muscle principal de l'inspiration) s'élève et s'abaisse 21600 fois par jour! Entraînant avec lui TOUS les organes abdominaux, qui parcourent alors, dans la physiologie normale, plusieurs centaines de mètres quotidiennement (reins, foie, rate etc..). On comprend donc mieux l'extrême importance d'une souplesse et d'une mobilité suffisante des organes dans le maintien d'une santé normale.

-*Rôle de* ***détoxification*** *majeure*: il neutralise des substances toxiques (médicaments, alcool etc...).

Il fait donc partie des **ORGANES EMONCTOIRES** (avec les reins, la peau, les poumons et l'intestin grêle)

-*Rôle dans la* ***digestion****:* traitement biochimique, fabrication de la bile en particulier.

-*Rôle dans la fabrication de* ***facteurs de la coagulation*** (prothrombine, fibrinogéne etc...).

-*Rôle dans la* ***fabrication et le transport du cholestérol.***[10]

-*Rôle dans la* ***fabrication de l'hormone thyroidienne T3*** (grâce à l'enzyme thyroxine 5'desiodase).

etc...

Il possède donc une **importance physiologique majeure.**

Cette imposante usine dont la puissance de régénération est unique se doit d'être bichonnée!

Le foie est, probablement, l'organe qui requiert le plus d'attention en ostéopathie ou en naturopathie, en regard de son rayonnement gigantesque sur le métabolisme et la mécanique générale du corps humain.

10 Le livre de Gerard CAZANAVE " balades en biologie" aux éditions vie, traite merveilleusement de cet organe.

Comment prendre soin de son foie?

-Éviter de multiplier les prises médicamenteuses, en particulier ceux connus pour être très agressifs pour le foie: Paracétamol (mortel en cas de surdosage), amiodarone, statines, certains antibiotiques etc...

-Eviter la surconsommation d'alcool, de tabac, de drogues (qu'elles soient dites "douces" ou dures…)

-Consommer des fruits et légumes crus régulièrement (ou, encore mieux, des jus de légumes) régulièrement.

-Privilégier les graisses végétales aux graisses animales (cuisiner avec de l'huile de colza plutôt qu'avec du beurre par exemple).

-Faire une activité physique régulière.

-Drainer son foie 1à 2 fois par an: au printemps et à l'automne (surtout à l'automne qui est LA saison du foie). Il y'a de nombreuses méthodes, à vous de trouver celle qui vous convient: monodiète de un à plusieurs jours, cure de jus de citron dilué dans de l'eau à jeun, plantes détoxifiantes etc…(voire le chapitre "le desmodium")

La cure devra durer entre 10 et 21 jours.

-Apprendre, le cas échéant à "bien respirer": avoir une ventilation abdomino-diaphragmatique correcte est garante d'une bonne vascularisation, oxygénation et brassage de tous les organes du ventre (voire pied de page n°9).

-Se faire "pomper le foie" une à deux fois par an manuellement par un ostéopathe. Il s'agit d'exercer des pressions douces sur la cage thoracique droite afin de favoriser/ soutenir la physiologie hépatique, de le décongestionner si nécessaire.

C'est, au final, un organe d'une importance capitale dont il faut prendre soin tout au long de sa vie.

Des fractures et suite d'entorses graves.

Les étapes à respecter.

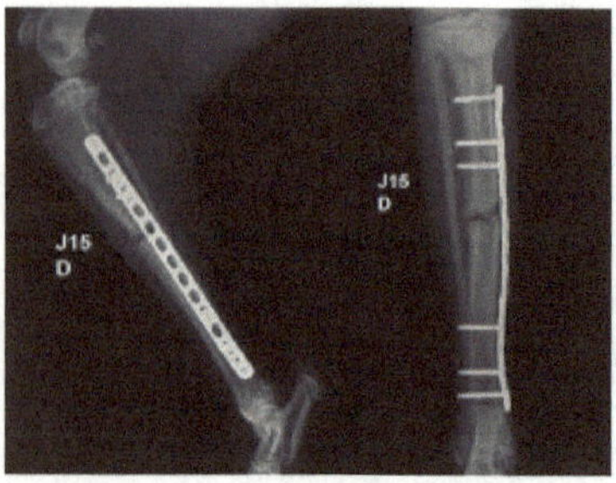

Nous parlerons ici de la prise en charge des fractures après une intervention orthopédique ou chirurgicale.

1- <u>LA PRÉVENTION DES COMPLICATIONS.</u>

-Voici les principales: -Circulatoire (phlébites en particulier)

-Algoneurodystrophie (voire le chapitre à ce sujet)

-Non consolidation (La fracture ne cicatrise pas)

-Amyotrophie (perte de volume musculaire)

-Raideurs/perte de mobilité.

-Infectieuse (prise en charge médicale et infirmière)

1-Éviter les phlébites:

Une phlébite est la formation d'un caillot de sang dans une veine superficielle ou profonde du membre inférieur ou du membre supérieur.

90% du temps on la trouve dans le mollet au membre inférieur, mais elle peut, dans de rares cas, se localiser au niveau de la cuisse.

Les signes: un mollet gonflé, très douloureux au repos et à la palpation, parfois un cordon dur (la veine) le long du mollet et une douleur vive à la flexion de la cheville, le genou étant tendu.

C'est pour cela que l'on prend un anticoagulant après des opérations orthopédiques (certains chirurgiens ne les prescrivent pas dans des méniscectomies par exemple, mais, ayant vu des complications circulatoires dans ces cas, il est fortement conseillé de prendre un traitement anticoagulant après une opération orthopédique.).

Pour l'éviter, il faut **stimuler la circulation veineuse pour éviter la formation de caillot** en faisant contracter/décontracter les muscles, masser et appliquer un produit anticoagulant local.

il faut donc:

-Marcher sous couvert ou non des béquilles pour le membre inférieur

-Pratiquer des ouverture/fermeture des mains pour le membre supérieur.

-Masser/ drainer le sang veineux par des massages doux.

-Appliquer 2 à 3 fois par jour une lotion à 50% d'huile essentielle d'**hélichryse Italienne** avec une huile végétale (macadamia étant la plus propice grâce à son action circulatoire. Mais si on n'en a pas, de l'amande douce, argan, noisette etc…feront bien l'affaire.). Pendant 3 semaines sur l'intérieur de tout le membre inférieur: de la plante du pied jusqu'à l'aine, ainsi que sur le mollet.

Sur l'avant-bras et l'intérieur du bras pour le membre supérieur.

2-Favoriser la reminéralisation osseuse/ éviter la déminéralisation/ L'algoneurodystrophie.

Éviter la douleur pendant le traitement !. Même si il y'a certains passages de rééducation qui seront obligatoirement plus dur que d'autres, je persiste et signe en disant qu'une rééducation post chirurgicale orthopédique peut se dérouler sans douleur ou presque...Seul le patient connaît son seuil de douleur.

Vitamine C naturelle (des études prouvent que la consommation de 60 mg de vitamine C par jour diminue de 50% les algoneurodystrophies)

Vitamine D naturelle (c'est LE transporteur du CALCIUM! si vous en manquez, la reminéralisation sera plus compliquée…)

La thyroïde et les parathyroides doivent fonctionner parfaitement, en raison de leur grande implication dans le modelage osseux. Votre médecin peut doser votre TSH et la PTH.

Les corticoïdes favorisent la déminéralisation. Donc ne pas en abuser.

Enfin, le jus de carotte frais serait un excellent reminéralisant.

4-Amyotrophie:

C'est la diminution du volume musculaire autour de la région concernée. Elle est normale.

Pour la combattre: kiné/électrothérapie myoexcitatrice: AVANT et APRÈS l'opération.

La plupart des opérations orthopédiques sont programmées, **demandez des séances de kiné avant votre intervention: les patients ayant fait des séances préparatoires récupèrent deux fois plus vite que les autres.**

5-Raideurs:

Elle est normale.Pour la combattre: kiné/ électrothérapie myoexcitatrice/ postures d'étirements.

6- "Cocktail" pour éviter tout cela.

-Bains écossais (quand consolidation pour une fracture, tout de suite pour une entorse).

-Hélichryse Italienne. (cf bonne utilisation des H.E.).

-Prise de vitamine C naturelle (Un jus d'orange pressés par jour par exemple ou des baies d'acérola, ou de la goyave, du poivron cru etc…)

-Taux de vitamine D. (plus : surveillance Thyroïde, foie, reins si pathologies anciennes)

La vitamine D est une vitamine liposoluble. Elle exerce un rôle essentiel sur l'intestin, dont elle augmente la capacité à absorber le calcium et les phosphates et elle favorise la minéralisation du squelette, grâce à ses actions directes sur l'os en formation et à ses actions indirectes impliquant l'intestin, les parathyroïdes et l'os déjà minéralisé[11] (voir le chapitre concerné).

-Cataplasme d'argile (n'entraîne aucuns effets secondaires...et accélère la récupération très souvent).

-Respiration abdomino-diaphragmatique.

2-LA PHASE DE RÉCUPÉRATION:

Un seul mot d'ordre: LA PATIENCE!!

C'est systématique, lorsque l'on a souffert d'un traumatisme de ce type, on me demande toujours "quand est-ce que ce sera comme avant" et je réponds "je ne sais pas!".

Chaque individu est unique! Évidemment nous avons, heureusement, des repères dans le temps, mais ils peuvent varier de plusieurs semaines voire plusieurs mois selon l'individu, la gravité de la lésion et la qualité de la prise en charge depuis le traumatisme.

Pour exemple: 21 jours pour la cicatrisation de la peau/ 6 semaines pour la cicatrisation d'un tendon/ 45 jours pour la cicatrisation d'un os du poignet/ 3 mois pour la cicatrisation d'un os long comme le fémur ou l'humérus etc...

11 :http://base-donnees-publique.medicaments.gouv.fr/affichageDoc.php?specid=68795174&typedoc=R)

Je parle ici de **cicatrisation**! cela ne signifie pas récupération totale! Il faut ensuite **remuscler, masser, drainer, étirer, reprendre les activités sportives** progressivement etc...tout en restant vigilant jusqu'à la récupération complète qui aboutira au bout d'un an par exemple pour une fracture de fémur ou après une opération des ligaments croisés du genou....

La reprise sportive se fera bien avant (à environ six mois après l'opération), mais pour retrouver une intégrité très proche de celle précédant le traumatisme il faut compter environ une année...

Je force le trait, mais c'est pour signifier qu'il faut savoir rester patient...

Une autre évidence qui me semble capitale de souligner, est le fait que **plus le capital physique est bon avant le traumatisme, plus la récupération sera bonne!**

Je me rappelle par exemple d'un femme de 94 ans opérée d'une fracture du fémur qui a parfaitement récupéré en trois mois sur tous les plans, malgré son grand âge...et en même temps je soignais une femme de 40 ans, avec la même opération, même fracture, même chirurgien, mais qui ne s'en sortait pas, après 4 mois de rééducation...La première était une dame à la vivacité d'esprit incroyable, ayant fait de la marche, gym douce et yoga tout au long de sa vie (a 93 ans elle en faisait encore), qui marchait tous les jours dans sa résidence. elle n'avait jamais fumé et, bien que très joyeuse, ne s'était que rarement enivré dans sa vie. L'autre dame avait un peu d'embonpoint, fumait un demi paquet de cigarettes depuis 15 ans, ne faisait pas attention à ce qu'elle mangeait et ne pratiquait que très peu d'activités physiques.

L'exemple de ces deux extrêmes montre à quel point il est capital de s'intéresser au mode de vie des patients pour comprendre parfois leur capacité de guérison.

Alors courez 5 minutes ou marchez 15 minutes tous les jours, faites régulièrement de la musculation douce, étirez-vous et faites attention à ce que vous mangez, en trois mots:

cultivez votre capital!

Si par malheur il vous arrive un pépin, cela ne pourra que vous être bénéfique…

Des Huîtres

Un trésor nutritionnel

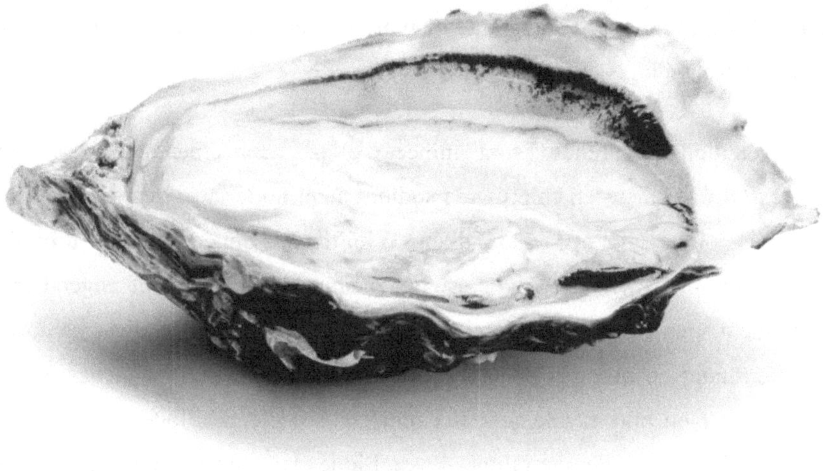

Qu'est ce que c'est?

Ce sont des mollusques, comme les moules ou les palourdes. On les consomme généralement crue. C'est **un des aliments les plus complets qui existent**. Sa richesse en **sels minéraux, vitamines et protéines** en font un mets très précieux.

Cet "alicament" pourrait être consommé dans toutes les suites de convalescence et dans de nombreuses situations pathologiques.

Comment faire?

Pour préserver toutes ses qualités nutritives, l'huître doit être consommé crue rapidement après ouverture.

Sa **capacité digestive** nous permet d'en manger une grande quantité (on trouve des récits dans l'histoire où certains individus en consommait plusieurs douzaines par jour tout au long de leur vie…!). Sans aller dans cet excès, il est clair que l'huître devrait faire partie intégrante de notre alimentation, plutôt qu'être un mets ponctuel retrouvé lors des fêtes.

Les précautions à prendre sont minces, elles concernent: les *personnes hypertendus* (la teneur en chlorure de sodium étant importante, les gens souffrant d'hypertension ne doivent pas faire d'abus d'huîtres, ils ont cependant le droit d'en manger), les *hyperthyroïdiens* (c'est la teneur en iode qui peut engendrer un dérèglement supplémentaire de la glande thyroïde; les hyperthyroïdiens ne doivent pas consommer ou que très ponctuellement des huîtres), les *allergiques à l'iode* évidemment (ou plus exactement aux molécules vecteurs d'iode, car si on était allergique à l'iode, on ne pourrait pas vivre, l'iode étant véhiculé par l'air ambiant) et voilà….

Toutes les autres peuvent en consommer!

Même dans les hypercholesterolémies, il faudrait manger environ 60 huîtres par jour pour dépasser le seuil de 300 mg/ jour de cholestérol conseillé à ingérer dans la ration alimentaire. Cela ne concerne donc pas grand monde…!

Sa **teneur en vitamine C** est exceptionnelle pour le règne animal. L'huître contient toutefois moins de vitamine C que l'orange ou la tomate, mais bien plus que certains fruits et légumes.

-Avec *dix huîtres* vous couvrez vos besoins quotidien en Iode! (150 à 300 µg)
Vous assurez donc un fonctionnement optimal de votre glande thyroïde.

-Avec *douze huîtres* vous couvrez vos besoins quotidien en Magnésium! (environ 500 mg)
Vous assurez donc un fonctionnement optimal à vos muscles.

-Avec *douze huîtres* vous couvrez vos besoins quotidien en Fer ! (environ 10 mg)
Vous assurez donc un fonctionnement optimal de votre système sanguin et donc de tous vos organes.

-Avec *vingt huîtres* vous couvrez vos besoins quotidien en Phosphore! (environ 800 mg)
Vous assurez donc un fonctionnement optimal (si l'apport de calcium est bon lui aussi) de votre système osseux.

C'est un véritable trésor!

Peu d'aliment sont aussi complet et soutiennent aussi bien les différentes réactions chimiques de l'organisme.

Car c'est bien à cela que servent les minéraux, les oligo éléments et les vitamines: ce sont des molécules " collaboratrices" essentielles à de nombreuses réactions dans le corps.
Lorsque l'on n'en a pas assez, l'organisme ne marche pas de manière optimale.
C'est dans ces cas là que l'on prend des compléments alimentaires.

Alors, pour une très bonne absorption des éléments par l'organisme, et un plaisir gustatif immense, mangez des huîtres![12]

12
"L'huître, aliment complet, médicament précieux"
http://archimer.ifremer.fr/doc/1938/publication-5783.pdf

"L'huître, aliment et médicament"
http://www.socpharmbordeaux.asso.fr/pdf/pdf-137/137-071-089.pdf

Des jus de légumes et de fruits.
Ou l'apport d'éléments essentiels.

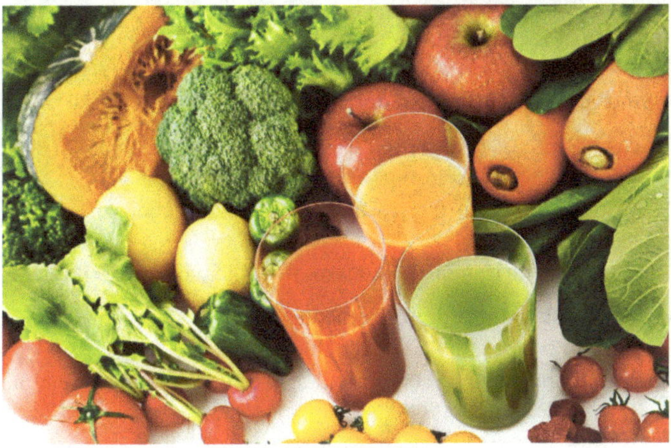

Qu'est-ce que c'est?

Quel que soit le mode d'obtention d'un jus, celui-ci sera toujours la meilleure boisson que l'on puisse fournir à l'organisme.

Il existe trois grandes sortes de jus: les jus industriels, les jus obtenus par centrifugeuses et les jus obtenus par extraction.

Leur point commun: l'eau qu'ils renferment est très assimilable pour l'organisme. Cette eau puisée dans le sol par les racines de l'arbre qui porte le fruit ou le légume, dont le parcours à travers le tronc et les tiges l'a gorgée de minéraux.

Et qu'est ce qu'un fruit ou un légume sinon environ 80% d'eau et 20% de fibres?

En revanche le procédé d'extraction et de conservation du jus est essentiel dans le maintien de ses éléments nutritifs. A savoir, les minéraux et les vitamines.

-Lors du procédé de pasteurisation, on chauffe les jus pour les conserver. Beaucoup d'oligo-éléments sont donc détruits avec ce procédé. En particulier la Vitamine C, thermolabile, c'est à dire sensible à la chaleur.

Les jus industriels sont donc dépourvus de vitamines naturelles. Ou n'en contiennent que des traces.

Les jus faits maisons sont donc bien plus intéressants en terme de santé.

-Les jus obtenus par la centrifugeuse subissent également un procédé d'échauffement qui détruit aussi certains oligo-éléments.

Le procédé idéal évitant au maximum cette perdition d'oligo-éléments est la méthode par extraction.

Quel intérêt d'assimiler des oligo-éléments naturels?

Les oligo-éléments sont tout simplement les "briques élémentaires" de notre corps. Ce sont grâce à eux que peuvent se réaliser certaines réactions chimiques indispensables au bon déroulement du travail permanent qui a lieu au sein de notre organisme.

On parle alors de **co-facteurs enzymatiques**.

Ils participent au métabolisme général: énergétique, cellulaire, musculaire, osseux etc…

Ils sont, pour la plupart, **ESSENTIELS.**

C’est à dire que le corps ne les fabrique pas ou peu. C’est donc à travers l’alimentation que l’on peut pourvoir à leur besoin.

Pas de collagène sans vitamine C, pas de contraction musculaire efficace sans magnésium, pas d’hydratation correcte du corps sans chlore, pas d’os solide sans vitamine D etc…

Quel est l'intérêt de boire des jus?

Si les oligo-éléments sont présents dans les fruits et légumes, quel est l'intérêt de boire des jus plutôt que de simplement manger des fruits et des légumes?

Parce qu’**on diminue le travail énergétique de l’organisme** à trier les fibres d’un côté (rôles des dents, de l’estomac, puis du colon) et le liquide de l’autre.

Tout simplement!

On apporte directement à l’organisme une “ potion” concentrée et DIRECTEMENT ASSIMILABLE.

Lorsque vous buvez un jus, c’est en moins de 15 minutes que ses bienfaits se font ressentir. On zappe le processus de digestion pour ne se concentrer que sur l’assimilation.

Les oligo-éléments se retrouvent dans tout le corps en très peu de temps. Ce qui n’est pas le cas lorsque l’on mange un fruit ou un légume.

En mangeant, on assimile bien évidemment les oligo-éléments, mais ce sont surtout les fibres qui nous intéressent dans ce processus.

Les fibres

Elles sont essentielles, pour deux raisons principales. Tout d'abord ce sont elles qui permettent un **brassage des aliments.**

A la maniere d'algues accrochées aux fonds marins et rythmées par le mouvement aquatique, elles brassent les matières, aidant, mécaniquement, la fonction digestive.

Ensuite, leur fermentation (dans le côlon ascendant en particulier), nourrit notre microbiote (voire le chapitre "des probiotiques"). Ce sont alors ce qu'on appelle **des prebiotiques.**

L'apport des jus est donc complémentaire au fait de manger des fruits et légumes (crus ou cuits; les légumes crus, en regard de ce qui a été évoqué plus haut, conservant leurs vitamines et minéraux).

Les premiers vous apportent la quintessence organique, les seconds les fibres.

Jus de légumes ou jus de fruits?

Les deux mon capitaine!

L'intérêt majeur et primordial des jus de légumes est leur teneur en minéraux qui ont une tendance à **basifier** votre organisme.

En effet, niveler l'acidité de l'organisme est essentiel pour une bonne santé.

Les jus de fruits, quant à eux seront **plus riches en vitamines** (en général, mais pas toujours) et **plus sucrés**.

Conclusion

Les jus obtenus par extraction sont de véritables potion préventive et peuvent participer grandement au maintien d'une bonne santé, grâce à leur capacité d'apporter rapidement et efficacement des éléments nutritifs essentiels.

Les jus sont aussi de précieux alliés en cas de pathologies.

Pour une action thérapeutique, il semble nécessaire de boire au moins 50 cl par jour de jus.

(voir le livre "votre santé par les jus de légumes et de fruits frais" par le Dr Norman Walker).

Bon appétit!

Du Lait

Un poison sucré?

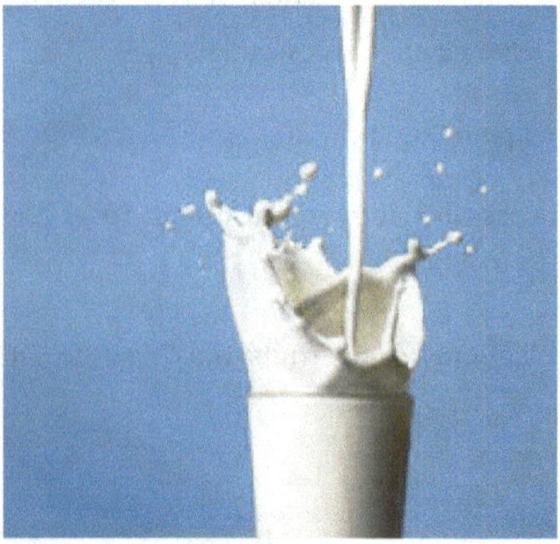

Pourquoi un régime sans lait?

Le lait de vache est destiné au veau...c'est l'argument majeur pour adopter un régime sans lait, c'est à dire une éviction totale ou, du moins, une consommation minimale de lait animal.

Si il est indéniable que le lait renferme de nombreux nutriments important pour l'organisme (protéines, matières grasses, glucides), il est aussi vrai qu'il renferme de nombreux éléments destinés uniquement au veau. Par exemple les **facteurs de croissance**, ces hormones qui favorisent la croissance de tout l'organisme, elles sont spécifiques aux vaches et non pas à l'homme...(comme le lait de chèvre ou de jument, chaque lait renferme des facteurs de croissance adaptés à l'espèce).
Cependant, il semble que nous n'assimilons pas ces facteurs de croissance. Ils n'auraient alors pas d'impact sur notre organisme et donc sur la santé.

L'aliment idéal pour le nourrisson est le lait maternel. Rien ne le remplace. (voir le chapitre "allaitement")

Il est dangereux et incompréhensible de donner autre chose que du lait maternel ou du lait animal à un nourrisson.

On recense de plus en plus de cas d'urgences pédiatriques où les parents donnent du lait végétal à leur enfant. Les laits végétaux sont beaucoup trop pauvres en nutriments pour assurer l'alimentation normale du nourrisson.

Si l'allaitement maternel n'est pas possible ou n'est pas le projet parental, alors il faut utiliser des laits maternisés. Rien d'autre.

En revanche, on peut relever plusieurs aberrations dans la consommation du lait animal.

Comme écrit ci-dessus, il renferme des protéines spécifiques à l'organisme animal (dont le but est de faire croître l'organisme donc) et qui ne sont pas forcément appropriés à l'homme.

La caséine.

On ne peut ici étayer sur cette molécule, mais de nombreux chercheurs l'ont fait.
Ce sont, par exemple, les docteurs Kousmine et Seignalet qui font partie des pionniers concernant l'hypothèse d'une intolérance au lait animal pour l'organisme humain.

Grossièrement, la caséine est une protéine de gros poids moléculaire qui est mal digérée par l'intestin humain et, de par sa grosseur, provoquerait des "passages en force" à travers les zones de jonction cellulaires intestinales.
Elle serait responsable, avec d'autres grosses molécules, du "leaky gut syndrom" ou **" syndrome de l'intestin perméable"**.
Pour résumer, la perméabilité de l'intestin à ces grosses molécules engendrerait un problème de reconnaissance de ces dernières et provoquerait en conséquence une réaction de défense de l'organisme, en fabriquant une sorte "d'allergie" ou plus exactement une intolérance. L'allergie provoquant des symptômes bien plus important et beaucoup plus dangereux.
Comme le vaccin stimule des anticorps face à des antigènes étrangers, l'organisme, face au lait (ou aux glutens), fabriquerait des systèmes de défense face à ces molécules étrangères.
Ces systèmes de défense peuvent se traduire par des symptômes:

-Problèmes digestif

-Douleurs articulaires

-fatigue chronique etc….

Tout cela n'est qu'hypothése et nous ne somme pas en mesure aujourd'hui de certifier cela. Les recherches continuent!

Ce qui est par contre certain, c'est que **plus le lait est transformé, moins il semble "nocif"**. Lait liquide et yaourts seraient donc les produits laitiers à éviter. Les fromages semblent moins concernés par cette éviction.
Ce qui est aussi établi avec certitude, c'est que **70% des humains adultes ne possèdent pas la lactase**, l'enzyme nécessaire à catalyser le lactose, sucre du lait.

Si j'écris sur ce sujet, c'est parce qu'au cabinet, face à des patients, on voit, on entend et on observe les changements, parfois stupéfiants, suite à l'éviction du lait animal de l'alimentation.

Voici quelques exemples:

-Une femme avec une pointe " au foie" quotidienne depuis des années.
Arrêt du lait pendant 3 semaines: disparition totale de cette pointe.

-Un homme de 30 ans avec des douleurs articulaires diffuses, des maux de tête, des sensations douloureuses dans les jambes, tout cela mal étiqueté par la médecine.
Arrêt du lait et du gluten: diminution de 90% de ses douleurs articulaires

-Une jeune femme de 25 ans: ballonnée aprés chaque repas, avec clairement un gonflement des zones epigastriques et hypochondre droit, une quasi impossibilité de boire de l'alcool (pas plus d'un verre). Et cela depuis un an.
Arrêt total du lait: disparition total des symptômes au bout de trois semaines.

-Une jeune femme avec douleur violentes des poignets, douleurs aux genoux, aux épaules. Elle boit depuis des années environ 1 à 2 litres de lait par jour.
Le bon sens me conseille de lui proposer d'arrêter le lait. Elle n'a pas voulue...est-ce que cela aurait changé quelque chose? Je n'en sais rien. Mais quand même je trouve ça dommage de ne pas essayer dans ce cas là.
On rencontre ces exemples tous les jours au cabinet...et il est rare qu'un rhumatologue ou qu'un gastro entérologue vous parle de cela. Et pourtant….

Pour savoir si ces symptômes (articulaires, digestifs etc…) sont dus à une intolérance au lait, il suffit d'enlever TOTALEMENT le lait animal de son alimentation pendant au moins un mois et d'observer, de voir, si les symptômes diminuent largement ou en partie ou totalement...Le traitement est aisé vous en conviendrez.

Certes certaines personnes sont "accros" au lait.Certains appellent cela le "lactolisme".
Dans tous les cas, il est tout à fait possible de remplacer le lait animal par des laits végétaux. Il y'a l'embarras du choix! Lait d'amande douce, lait de riz, lait de soja, lait de noisette, lait d'épeautre etc….

En général on en trouve au moins un à son goût!

Attention toutefois à ne pas abuser du lait de soja, en particulier chez les femmes, car ce dernier contient des phytoestrogènes, c'est à dire des molécules proche de l'oestrogène humain.

L'intolérance au lait animal est donc véritable et elle peut entraîner des symptômes. Attention, ce n'est parce que vous avez mal aux poignets ou que vous avez des problèmes digestifs que cela est forcément imputable à une intolérance alimentaire!
Faites vous toujours suivre par un thérapeute, ne faites pas de diagnostic seul. C'est cela qui est dangereux!

Ce que je vous expose ici concerne beaucoup de gens mais pas tout le monde!

Il faut avoir des connaissances solides pour différencier un syndrome du canal carpien, une hernie discale cervicale, un ulcère à l'estomac, une insuffisance hépatique etc...d'une intolérance alimentaire.

Seul un médecin ou un thérapeute consciencieux pourra vous guider dans le diagnostic et, surtout, dans la marche à suivre concernant votre problématique.

Chacun est unique et ce n'est pas parce que tel traitement a fonctionné pour un proche que cela fonctionnera pour vous.

Il semblerait que nous ayons tous intérêt à diminuer notre consommation de lait animal (en s'assurant d'avoir à côté des apports suffisants en lipides, sels minéraux, vitamines etc…), mais attention aux amalgames entre troubles fonctionnels et intolérance alimentaire!

Et le calcium?

Cet oligoélément essentiel au bon fonctionnement du corps humain, ne se trouve pas que dans le lait, et oui.
Il est même bien mieux assimilé avec certains légumes (choux, brocolis, blettes..) qu'avec les produits laitiers. C'est à dire que l'absorption intestinale du calcium est bien meilleure avec le chou de bruxelles par exemple , qu'avec un yaourt : cela signifie que l'intestin récupère mieux le calcium du chou pour l'utilisation de nos cellules.

On en trouve également dans certains poissons et fruits de mer.

Certains auteurs, comme le Dr Norman Walker, considèrent que l'assimilation de tout nutriment doit se faire par voie vivante: il faut donner au corps, des molécules qu'il reconnaît (légumes et fruits crus, jus de légumes et de fruits, noix, graines germées et graines seches etc..)
Voici, ce qu'il écrit sur le lait:

"Bien qu'il puisse paraître étrange que nul n'en soit averti, les carences en calcium résultent très fréquemment de la consommation de lait de vache pasteurisé, ainsi que de l'utilisation courante de farines, céréales et sucres. Car ces produits ont beau être excessivement riche en calcium, ce calcium là est tout aussi inorganique et inutile que celui qui entre dans la composition du ciment! Nos cellules et nos tissus ne peuvent utiliser ces atomes de calcium inorganique.En fait, la circulation sanguine doit même les écarter afin qu'ils n'interfèrent pas avec ses fonctions".[13]

13P.66 "Votre santé par les jus frais de légumes et de fruits" Dr Norman W.WALKER. Editions d'utovie.2008

Et l'ostéoporose?

Le calcium est un des premier nutriment utilisé par le corps pour se BASIFIER, c'est à dire lutter contre l'acidité. Où le trouve-t-on en abondance? Dans les os! **Quand l'organisme est trop acide et qu'on ne lui apporte pas assez de nutriments alcalins (comme les légumes crus par exemple), il grignote ses propres os** pour y puiser le Ca2+ nécessaire. Cela peut amener à une ostéopénie, puis à l'ostéoporose.

Le comble? **Le lait est un aliment acidifiant. Boire trop de lait fragilise donc les os! Tout l'inverse de ce qu'on nous a appris à l'école!**

Enfin, c'est le premier aliment à éliminer totalement lors d'acidités gastriques chroniques (ou oesophagite).

Alors "les produits laitiers nos amis pour la vie", vous y croyez-vous?

Des maux de tête

Céphalées et migraines

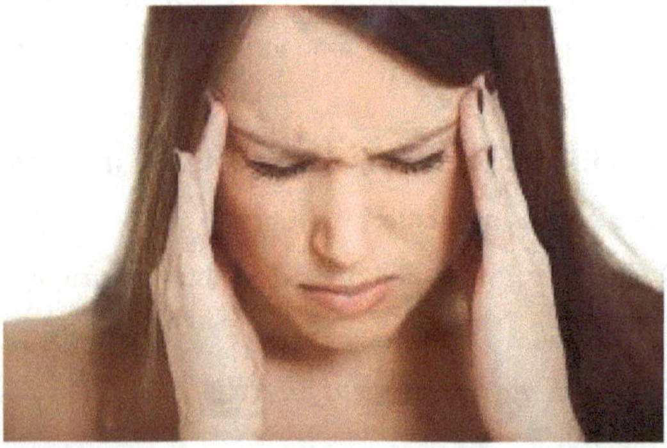

Devant tout mal de tête persistant, il faut consulter un médecin.

Le chapitre des maux de tête est trop vaste et complexe pour ne pas être pris en charge par la médecine conventionnelle.

Qu'est ce que c'est?:

On distingue les ***céphalées*** qui prennent toute la tête (ou que l'arrière ou que l'avant ou que le haut), des ***migraines*** qui ne prennent qu'un côté de la tête (droit ou gauche).

Elle peuvent être d'origine **vasculaire** (hypertension par exemple), **neurologique** (névralgie d'Arnold), **articulaire** (arthrose cervicale), **musculaire** (tensions des muscles du cou)...

Elles peuvent aussi être plus grave et signée une hémorragie cérébrale suite à un traumatisme crânien, une tumeur au cerveau….

Ces derniers sont évidemment plus rares, mais si je les cite c'est pour souligner le fait qu'un mal de tête persistant n'est pas toujours anodin.

Comment faire?:

Dans tous les cas on passe par le médecin qui enverra ou non devant un spécialiste.

Si, au bout du parcours thérapeutique, après avoir passé les examens nécessaires, le mal de tête persiste toujours, il est toujours bon de faire une séance d'ostéopathie.

En effet, certains maux de tête résultent des conséquences de traumatismes plus ou moins anciens (voir le chapitre "Des traumatismes").

Les maux de têtes dus à des tensions musculaires et/ou des dysfonctions articulaires seront également soulagés par l'ostéopathie ainsi que par des massages réguliers.

La prise de magnésium naturel (400 mg/jour) aide à diminuer la fréquence et l'intensité des maux de têtes, et peut également soulever une crise.

Enfin, l oxygénothérapie apporte parfois de très bons résultats, en particulier pour calmer une crise. Il s'agit de respirer dans une bonbonne d'oxygène médical par exemple celles utilisées par les sportifs.

De La Médecine Du Futur
Ou du changement de paradigme.

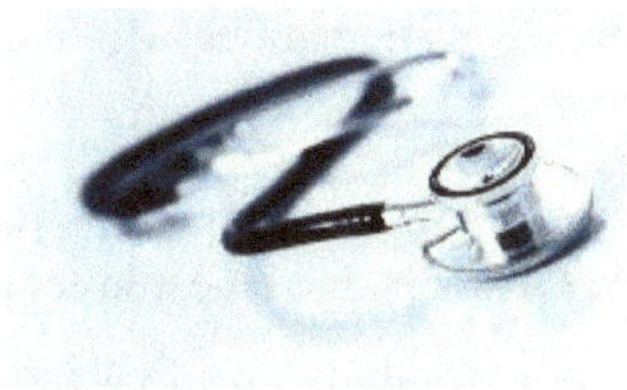

On le sait, la meilleure médecine est celle qui utilise plusieurs outils: ceux les mieux adaptés à la situation clinique.
Si la médecine conventionnelle ne cesse d'évoluer, d'un point de vue technologique surtout, les médecines **mécaniques, émotionnelles et énergétiques** l'accompagnent dans cette évolution.
La médecine du futur sera un mélange COHÉRENT de ces différentes médecines:

-La chirurgie: L'évolution des biotechnologies est en plein essor: nanoprothéses, microchirurgie etc...ne cessent d'évoluer pour notre plus grand confort.

-La médecine chimique: L'évolution des molécules dans leur ciblage pathologique ainsi que dans la tolérance de notre organisme. Médecine de choix à l'heure actuelle, elle est indispensable. On réalise que sa force, réside principalement dans les cas aigus et les situations d'urgence. Pour les autres situations cliniques, la prescription systématique de médicaments n'est pas forcément la meilleure solution.

-La médecine mécanique: L'ostéopathie en est le fer de lance. L'organisme étant un tout aux interactions réciproques multiples, l'ostéopathe va, par un travail d'enquête palpatoire, mettre en avant les dysfonctions mécaniques d'un individu pouvant provoquer des réactions physiologiques anormales. Par exemple, il pourra trouver une côte à gauche "bloquée", entraînant une sensation d'oppression dans la cage thoracique. La médecine chimique aura tendance à donner des beta-bloquants, avec les effets secondaires corrélés et sans soigner la cause.
Un problème mécanique se corrige avec une médecine mécanique, elle ne peut se corriger avec une médecine chimique. (voir les chapitres "l'ostéopathie" et "traumatismes").

-La médecine énergétique: l'acupuncture, le rei-ki, les magnétiseurs, la bio-dynamique...chacun travaille différemment sur le même sujet: le(s) corps énergétique(s).
C'est évident, au vu des résultats sur de très nombreux patients et au vu des millénaires d'existence de cette médecine, la médecine énergétique est indispensable.
C'est parfois la seule solution dans une situation donnée.

-La médecine émotionnelle: Les thérapies somato-émotionnelles, les psycho-thérapie etc....

C'est pareil, on le sait, c'est évident, le corps et l'esprit interagissent. "Vous pensez que le stress peut me provoquer ce mal de dos?" c'est une phrase que l'on entend dix fois par semaine. Evidemment que oui! Est-ce la raison principale de votre lumbago? Est-ce la priorité à traiter? Cela dépend de chaque individu.

Si vous souffrez d'un lumbago tous les ans autour des fêtes de noël par exemple, il se peut que certains conflits familiaux qui vous tourmentent s'exprime dans votre corps. Il se peut, mais chacun est unique et il ne faut surtout pas faire de la psychologie sauvage.

En tous cas, parfois, un accompagnement psycho-émotionnel est la clé de problèmes articulaires, dermatologiques, neurologiques etc....

C'est un savant mélange de ces cinq médecines qui formera la médecine de demain.

Parfois il faudra 100% de médecine mécanique, parfois 75% de médecine émotionnelle et 25% de médecine énergétique, parfois 50% de chirurgie et 50% de médecine chimique....c'est l'interaction de ces domaines qui optimisera la prise en charge d'une situation clinique.

On possède déjà tous les éléments. Le problème est que chaque thérapeute ne sait pas ce que fait l'autre et ne peut donc pas travailler en synergie avec ces autres médecines.

Pour ce faire, il faut changer de point de vue: penser global, communiquer, mieux former et informer.

L'avenir est au dialogue et au bon sens.

Des mots

Les mots tuent, les mots guérissent.

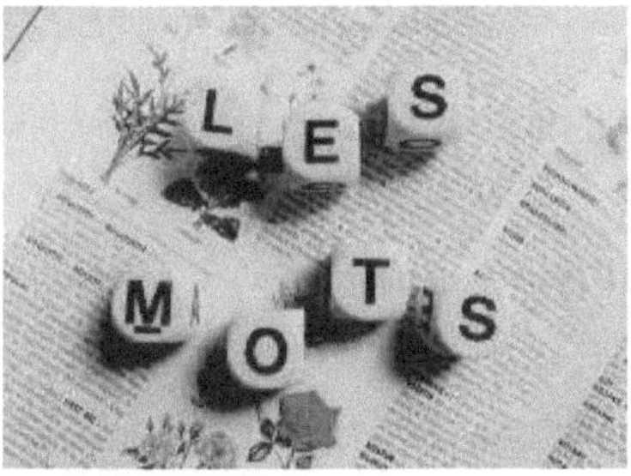

Qu'est que c'est?

On le sait, l'optimisme est bon pour la santé. Il réduit le nombre de jours maladies, améliore l'immunité, favorise la survie après un infarctus, permet à des femmes atteintes d'un cancer du sein de vivre mieux et plus longtemps.[14]

Et, se faire plaisir stimule le système immunitaire, en favorisant la synthèse d'immunoglobulines (les IgA).

D'ailleurs Voltaire le souligne: " J'ai décidé d'être heureux, car cela est bon pour la santé".

Cela semble évident: **plus on est épanoui et heureux et meilleur sera le combat face à une maladie.**

14 "La solution interieure" Thierry Jansen, FAYARD.

Si c'est d'abord l'entourage proche qui est primordial en cas de maladie, dans le soutien, l'accompagnement, le confort de la personne, les soignants ont une responsabilité très importante dans cette "mise en atmosphère".
Et les mots sont les premiers à soutenir ou détruire cette atmosphère.

La norme intime

Chaque personne possède sa norme intime, c'est à dire ses propres croyances, ses propres filtres, forgés par son histoire de vie.
Respecter la norme intime de quelqu'un, c'est d'abord réfléchir à la manière de s'adresser à cette personne.
Desproges le résume bien "on peut rire de tout, mais pas avec tout le monde". On peut donc tout dire, mais pas avec tout le monde!
Être soignant, c'est savoir détecter ces limites verbales (dans une situation donnée), envisager l'individu dans sa norme intime, afin de respecter au mieux sa manière de voir la vie.
Les mots sont donc d'une importance capitale dans l'accompagnement du soin, dans le soulagement, dans la guérison.
Certaines techniques comme la PNL par exemple peuvent aider à disposer des outils nécessaires pour aborder cela. Mais, souvent, il s'agit bien de bon sens et d'évidence pour ne pas alourdir psychologiquement la situation d'un patient...

Des phrases assassines.

“Vous ne guérirez jamais”, “De toute manière c’est dans votre tête”, “ la médecine ne peut rien pour vous”, “ouhlala, c’est très grave ce que vous avez”, “ si vous êtes malade c’est de votre faute” etc...

Telles des flèches aiguisées, ces paroles, ces mots, vont provoquer une déchirure, une blessure, un mal-être. Cela affaiblit psychologiquement, évidemment, et, de plus, le corps, par l'intermédiaire du tissu conjonctif, peut garder en “mémoire” cette violence verbale.

De mon point de vue, il n’y a aucun intérêt à provoquer de l’angoisse et du pessimisme chez une personne qui ne va déjà pas bien: ceci ne peut aller qu’à l’encontre d’un processus de guérison ou de soulagement.
Cela ne signifie surtout pas cacher la vérité, se voiler la face sur la gravité de certaines situations, mais, comme je les entends chaque jour lors des récits de patients, arrêtons les phrases assassines qui n’ont ni queue ni tête et révèle bien souvent une impuissance de la part de la personne qui la formule.

Et soyons attentif, lors de tout soin, aux mots utilisés et à leur tonalité.

Du Nourrisson

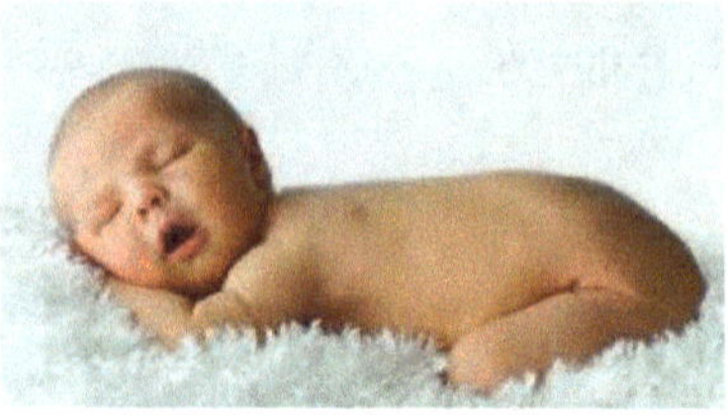

Chaque individu est unique, chaque couple est unique.

Il n'existe donc pas de règles d'éducation ou de bien faire parents/enfants.

Malgré tout il semble exister des bases universelles pour chacun…

Un nourrisson est totalement dépendant.

A l'inverse de certains animaux marchant, rampant ou se nourrissant seul peu de temps après leur naissance, le petit d'homme est à 100% dépendant d'une tierce personne pour survivre.

Il n'y a donc pas de caprices chez un nourrisson! Je l'entends trop souvent au cabinet ("il est capricieux", "il est chiant", "il fait exprés de ….."). Lorsqu'il pleure c'est qu'il y'a un besoin: d'affection, de nourriture, de soulager une douleur.

Il faut garder à l'esprit que si l'on a du mal à calmer un bébé, c'est souvent parce qu'on ne comprends pas ce dont il a besoin.

Trois mots me semblent essentiels:

AIMER

C'est l'amour, l'affection, la tendresse dont a le plus besoin un bébé. Après neuf mois de vie aquatique, il a besoin d'être rassuré par son manque brutal de repères spatiaux.

ALIMENTER

Idéalement l'allaitement (voir le chapitre concerné). Sinon, s'adapter au mieux au besoin du petit bout.

PROTÉGER

Certains préfèrent vite exposer bébé aux bruits et à la lumière pour "qu'il s'habitue", d'autres ne feront pas faire plus de 2 km de voiture à un bébé avant ses un an. ..

Ce qui semble évident, c'est la progression: bébé doit s'approprier son espace après neuf mois dans du liquide, se réapproprier les sons (ils étaient sourds et graves dans le ventre), se réapproprier la lumière, découvrir son corps**, chaque minute est un moment de découverte majeur!**

Respecter l'évolution de cette appropriation me semble être le plus important.

Je pense également qu'il vaut mieux trop protéger un nouveau-né, plutôt que l'inverse.

Cependant il est important que bébé "change d'air" durant les premiers mois de vie, c'est à dire voyager en dehors de la maison, que bébé ait son propre espace de vie et qu'il rencontre d'autres personnes que ses parents.

Les six premiers mois restent particulièrement centré autour de bébé où les parents doivent adapter leur rythme de vie (autant que faire se peut) au petit d'homme et non pas l'inverse. **Laissons le découvrir sa propre vie en ne lui en imposant le moins possible.**

Enfin, la maman, le couple, se doivent d'être le plus épanoui possible, le moins tendu, car, oui, cela fatigue et change l'organisation de la vie que d'être parent.
Plus l'environnement sera serein, épanoui et détendu, plus bébé sera bien.
Plus il grandira harmonieusement, plus la situation de sérénité perdurera.

-

Pendant les deux premières années de vie, il est conseillé de supplémenter quotidiennement en vitamine D3, en particulier les bébés allaités. (voir le chapitre " vitamine D")

Quand bébé est malade, ne pas hésiter à lui donner des probiotiques adaptés (voir le chapitre " des probiotiques").

Enfin, un rendez-vous mensuel chez le médecin durant les 12 premiers mois est conseillé. Ainsi qu'une séance d'ostéopathie le premier mois.

De L'ostéopathie

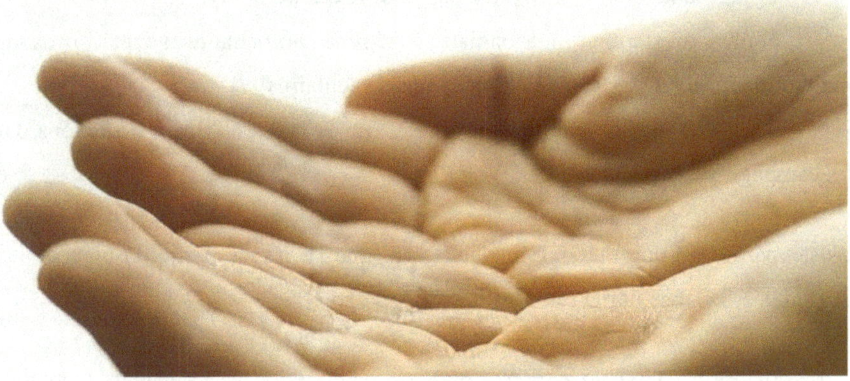

L'ostéopathie est une médecine.

Vous pouvez donc consulter votre ostéopathe pour des problèmes de vue, des problèmes digestifs, des migraines, des problèmes hormonaux, des problèmes de peau, des problèmes neurologiques etc…

L'ostéopathe a une **formation médicale**: il possède les outils lui permettant de renvoyer vers un autre spécialiste grâce à son diagnostic.

Il possède une connaissance très solide en anatomie, en physiologie et en sémiologie.

Son champ d'action est très vaste (pédiatrie, gynécologie, gastro-entérologie, dermatologie, orthopédie..) et très peu connu finalement par la médecine conventionnelle ou par les patients.

A l'heure actuelle on pourrait définir l'ostéopathie à la fois comme:

-Praticien médical (suivi personnalisé préventif et curatif des patients)

-Naturopathe (soutien de l'organisme avec de la phythothérapie et/ou de l'homéopathie et/ou de l'aromathérapie/soutien de la vitalité/maîtrise du stress…)

-Coach santé et bien-être (conseils pour le quotidien/hygiène de vie)

-Nutritionniste/micronutrionniste (régime alimentaire adapté à chaque individu+conseils de prise de compléments alimentaires)

-Rebouteux (comparativement à ceux qui "remettent" les articulations dans les campagnes).

L'ostéopathie est une thérapie manuelle, puisque la grande partie du diagnostic et des soins est réalisé par la main.

L'ostéopathie est UNE et entière, mais on peut catégoriser plusieurs techniques qui la définissent:

-Les techniques structurelles: le domaine où l'ostéopathie est la plus connue: la manipulation des articulations (colonne vertébrale, bassin, membres supérieurs et membres inférieurs)

-Les techniques viscérales: où la main travaille les régions de la gorge, du thorax et de l'abdomen. on pense au travail de la thyroïde, des poumons, du foie, de l'intestin grêle par exemple.

-Les techniques crânio sacrées: où l'on s'intéresse particulièrement au crâne et au sacrum.

-Les techniques tissulaires: où l'on travaille tous les tissus du corps, avec un appui plutôt doux et prolongé

-Les techniques énergétiques: où l'on se focalise sur l'énergie circulante et où l'apport des médecines orientales et très prégnantes.

Cette catégorisation n'est pas exhaustive, il existe encore d'autres "techniques": somato-émotionnelle, aquatique etc....

L'objet de cette catégorisation est d'éclairer le patient face aux différentes pratiques des ostéopathes.

Certains ostéopathes pratiquent en effet préférentiellement telle ou telle technique. En cela, vous pouvez être étonné de ne pas recevoir le même traitement lorsque vous changez de thérapeutes.

Certains utilisent largement les techniques structurelles (ils font "craquer" ou appuient furtivement sur certains endroits du corps), d'autres les techniques crâniennes (ils passeront du temps sur votre tête, votre face et entre votre bassin et votre crâne), certains utiliseront principalement les techniques tissulaires (ils passeront de nombreuses minutes sur une zone de votre corps avec un appui léger en attendant un relâchement des tissus) etc...

Certains mélangent toutes ou plusieurs techniques.

Quelque soit la ou les techniques utilisées, l'objectif sera toujours le même: **tenter d'obtenir une harmonie globale de l'individu (homéostasie/homéorhésie).**

Quelque soit la technique utilisée, les conséquences d'un traitement pourront être un soulagement immédiat, un sentiment de légèreté ou bien, parfois, une grande fatigue, une longue nuit réparatrice. Cela pourra également se traduire par un soulagement progressif durant les jours qui suivent la séance.

Parfois il y'a une exacerbation des symptômes, une sorte de bouleversement intérieur, qui pourra durer quelques jours après la séance et qui aboutira à un mieux être par la suite.
Dans ce cas là, il ne faut surtout pas hésiter à rappeler votre ostéopathe pour prendre conseil ou même le revoir pour vous rassurer ou vous apaiser.

On a souvent qualifié l'ostéopathie d'ésotérique, probablement car un traitement manuel est difficilement quantifiable et difficile à faire rentrer dans des études statistiques.

Le principal résultat d'une séance d'ostéopathie est le patient qui vous dit " ça va beaucoup mieux". C'est une parole, c'est **subjectif**.
De nombreuses fois le résultat est **objectif**: une colonne "redressée", des sinusites disparues, une constipation combattue, une boiterie envolée etc....

L'ostéopathie est donc une médecine curative, c'est à dire qu'elle peut soulager, guérir des symptômes visibles ou subjectifs (acouphènes, douleurs au dos etc...).
L'ostéopathie est aussi une médecine à fort pouvoir préventif!

L'objectif de tout traitement étant de rétablir ou de préserver l'harmonie, la physiologie normale d'un individu.

Voici le conseil d'Andrew Taylor Still, fondateur de l'ostéopathie, aux thérapeutes:

"Qu'il[s] considèrent] le corps humain comme une confrérie bien organisée de travailleurs. Le travail du praticien, c'est de maintenir la paix et l'harmonie dans toute la confrérie. Celui qui réalise la grande importance de cette vérité et la met en pratique est un ostéopathe digne de confiance."

Voilà l'objectif de chaque ostéopathe: préserver, stimuler, soutenir cette harmonie dans la confrérie de travailleurs de notre organisme.
L'organisme humain est d'une incroyable complexité. Le bon sens et l'humilité face à cette architecture vivante font partie intégrante de cette approche médicale.

Des probiotiques:

Des micro-organismes aux grands effets.

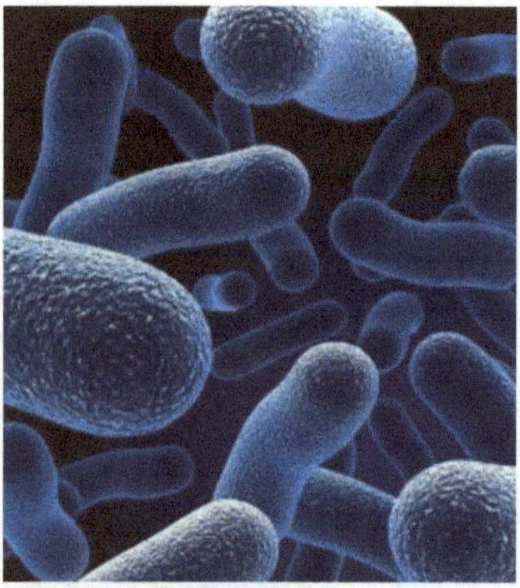

Qu'est-ce que c'est?

Une nouvelle science médicale est née il y'a peu: la neuro-gastro-entérologie. Nous nous sommes rendus compte que le ventre était un **"deuxième cerveau"**.

On sait, aujourd'hui, qu'il existe dans l'intestin grêle des amas cellulaires qui constituent des neurones.

Ces derniers synthétisent des neurotransmetteurs, comme dans le cerveau: sérotonine, dopamine, noradrénaline, adrénaline…

l'abdomen est donc d'une importance capitale pour tout l'organisme.

On sait également que nous sommes en **symbiose avec des êtres unicellulaires**, et cela depuis des millions d'années.

Comme la truffe et le chêne, comme l'anémone et le poisson clown, notre intestin est en symbiose avec des bactéries. C'est à dire que chacun trouve un bénéfice réciproque à être l'hôte pour l'un et à être l'hébergé pour l'autre.

Nous sommes constitués d'environ **1 kg de bactéries intestinales** (des millions... Elles ne sont pas là pour rien!...)

Ces dernières forment ce que l'on appelle le **microbiote.**

Les probiotiques sont des compléments alimentaires composés de ce microbiote: ce sont des gélules de bactéries qui sont dans notre corps.

Ce petit monde trouve les nutriments essentiels dans notre alimentation, les prébiotiques (en particulier les fibres des végétaux), et fabriquent des molécules utiles pour le fonctionnement de notre organisme.

En particulier , ces bactéries sont essentielles pour nous faire digérer et pour nous protéger des agressions extérieures.

Voici leur deux principaux rôles:

-Aider à la digestion

-Participer à notre système de défense (le système immunitaire)

Comment faire?

On sait que les antibiotiques (pris à outrance) décime la population de ces bactéries.

En pratique: **quand on prend des antibiotiques, la prise de probiotiques devrait être automatique!**

On détruit la flore bactérienne d'un côté (mais pour combattre une infection ,cela est donc un mal nécessaire) et on la restaure de l'autre (en prenant un sachet par jour de bactéries).

Puisque ces dernières nous aident à digérer, on peut prendre des probiotiques en cas de **constipation** ou en cas de **diarrhée**, cela peut rétablir l'équilibre harmonieux du système digestif

Puisque ces dernières participent à notre système de défense, on les prend lorsque nous sommes victimes d'**infections** (état grippal, gasto-entérite, cystite etc…).

On en trouve de nombreuses sortes, fabriqués par de nombreux laboratoires.

A vous de trouver celui (ceux) qui vous convient le mieux.

Note: Prendre des probiotiques ne changera jamais votre flore intestinale. Seul un ensemencement peut modifier les souches bactériennes de votre intestin. Le meilleur moyen d'agir profondément sur cette flore passe par l'apport de fibres (végétaux), les prébiotiques.

A l'heure actuelle, nous connaissons mieux le microbiote, mais nous n'en savons que très peu sur les actions potentielles des probiotiques. Attention aux miroirs aux alouettes de certains laboratoires...

Des problèmes de peau chroniques

Nettoyer les filtres et allez à la plage!

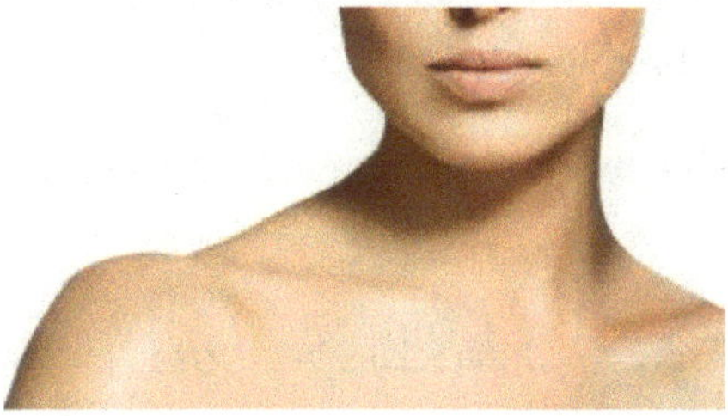

Eczéma, psoriasis, dermites....si ces problèmes de peau vous embête depuis des années sans avoir trouver de réels traitements, il existe une solution simple pour vous soulager.

1-Nettoyer l'organisme.

La peau fait partie des organes émonctoires, c'est à dire des filtres de l'organisme (avec les reins, les poumons, le foie et l'intestin grêle).

Nettoyer, "désencrasser", l'intérieur de l'organisme peut largement aider à soulager le travail de filtre de la peau et donc diminuer (voire faire disparaître) ses réactions (eczéma, psoriasis etc...)

Faites vous accompagner par votre ostéopathe ou naturopathe pour drainer votre organisme en profondeur.

Par exemple on pourra faire une cure de desmodium (voir le chapitre concerné) pour drainer et réparer le foie plus une cure de jus de bouleau pour drainer les reins etc…

2-Faites des bains d'eau de mer.

La plupart des gens atteints de problèmes cutanés chroniques vous le diront: **" moi ce qui marche le mieux c'est un séjour à la mer au soleil".**

Mais c'est quoi qui fonctionne: le fait d'être en vacances? Le soleil? L'eau de mer?...les trois? Personne ne sait.

"C'est le repos, les vacances et l'absence de stress qui joue dans la guérison" vous diront beaucoup de médecins. Certes, cela y contribue certainement énormément.

Mais il y'a aussi le soleil, qui, de par l'action de certains ultra-violet, diminue l'action de défenses de la peau et la rend plus belle.

C'est le faux ami des acnéiques, car si les boutons disparaissent sous le soleil ils reviennent en force après la période au soleil.

Et quid de l'eau de mer? C'est le chimiste René QUINTON qui démontra la similitude entre le plasma sanguin et l'eau de mer.

Jusqu'au début du 20eme siècle, son fameux sérum était encore inscrit au Vidal, par voie injectable et par prise orale.

Faites l'essai: un bain d'eau de mer tous les jours pendant 8 jours et regardez l'évolution de vos problèmes cutanés.

Vous pouvez également faire une cure de serum de Quinton par voie orale ou par application sur les zones de peau touchées.

3-Faites vous suivre par un ostéopathe.

L'ostéopathie permettra de soutenir l'organisme dans sa vitalité et de travailler certains blocages pouvant entraîner (ou grandement participer à) des problèmes de peau chroniques.

Chez les enfants, il arrive régulièrement qu'il existe une intolérance au lait. Et non pas une allergie (voir le chapitre « Du Lait »). Dans ce cas là, pour le savoir une solution simple : arrêter tous les laitages animaux pendant 2 mois (lait, yaourts, fromages et tout aliments contenant du lait : lisez bien les étiquettes !). On peut remplacer ces laitages (pas avant l'âge de 2 ans) par des laits végétaux.
Puis, on observe : les réactions disparaissent complètement ? Diminuent énormément, c'est-à-dire moins fréquentes et moins intense ? OU il n'y a aucune différence ? Dans les deux premiers cas, on sait que la diminution d'apport de lait dans l'alimentation sera très bénéfique pour les problèmes de peau. Dans le dernier cas, il faudra aller chercher ailleurs.
Il peut également exister une part « psychologique » importante : l'environnement est-il très stressant pour la personne ? On pourra se poser la question, après, principalement avoir éliminé ce qui a été écrit plus haut.

De la sciatique

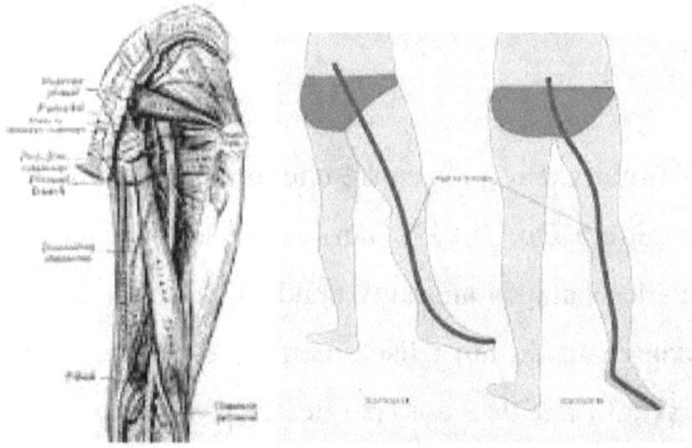

Qu'est ce que c'est?

C'est une douleur derrière la cuisse et/ou le mollet pouvant descendre jusque dans le pied. La douleur suit le trajet du nerf sciatique, le nerf le plus volumineux du corps.

<u>La VRAIE sciatique:</u>

1-Le disque Intervertebral en cause:

C'est la fameuse **hernie discale**. Le disque, sorte d'amortisseur, compris entre deux vertèbres [la 4eme et la 5eme Lombaire (L4/L5) ou la 5 eme Lombaire et la 1ere Sacrée(L5/S1)] est expulsé en arrière et comprime le nerf sciatique.

On a mal le long du trajet du sciatique (fourmis souvent et/ ou brûlure et/ou perte de force, voire paralysie) et trés trés mal au dos.

2-Les Articulations L4/L5 et L5/S1 en cause.

Ce sont les articulations qui sont soit inflammées, soit bourrées d'arthrose, soit "étroite" formant un canal lombaire étroit.

Dans ces cas là on sera plus sur des lombalgies chroniques accompagné de "crise de sciatique".

SEULE UNE IMAGERIE (IRM ou Scanner) pourra trancher sur la cause véritable de la sciatique.

Les "fausses" sciatiques ou SCIATALGIES:

1-Le syndrome du pyramidal: Compression du nerf dans un muscle de la fesse qui recouvre le nerf sciatique. Normalement: pas de douleur au dos.

2-Le syndrome du psoas:

Compression du nerf ou du plexus lombaire dans un muscle du bras du ventre.
Peut s'accompagner d'une douleur au dos.

3-Un problème de rein:

Le rein est un organe très mobile (il parcourt près de 2km par jour avec un mouvement de haut en bas). **Derrière lui passe 4 nerfs** (ilio-inguinal, ilio hypogastrique, génito-fémoral et sous-costal). Si il prend du volume ou ne bouge pas bien, cela peut créer des douleurs dans l'aine (type cruralgie), sous les côtes ou dans le dos, par compression nerveuses.

4-Un problème de vessie:

Voir le chapitre " de la vessie" le point de vue de l'ostéopathe.

5-Un problème d'utérus

Comme la vessie, **l'utérus est un organe relié au bassin par des ligaments**. Toute tension de l'utérus peut tirer sur le dos et/ou le bassin.
Les liens neurologiques sont les mêmes que pour la vessie.

Conclusion:

les causes de la sciatique (comme de le cruralgie d'ailleurs) peuvent encore être multiples: une dysfonction d'une articulation cervicale ou dorsale, un problème énergétique d'un organe, une iatrogénie (effet secondaire d'un médicament) etc…

la sciatique, comme pour toute pathologie, peut donc trouver sa source dans de nombreux endroits du corps: physique ou énergétique. C'est en cela qu'elle peut être longue à traiter (il faut d'abord trouver la cause!) et qu'une opération ne sera pas toujours pleinement efficace (si ce n'est pas la compression du disque qui domine le problème).

Du thérapeute.

Plus on prend soin des autres, plus il faut prendre soin de soi.

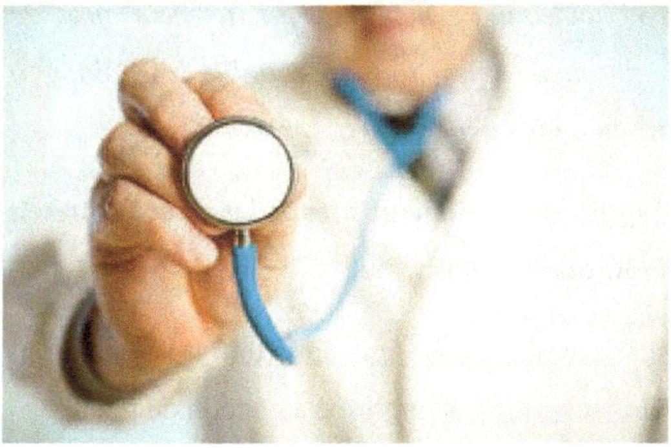

Qu'est ce que c'est?

"Confronté à un environnement très exigeant, le médecin estime en première réponse, lorsqu'on lui pose la question sur son état de santé , qu'il est un patient comme les autres . En fait il est trop souvent tout au contraire, malheureusement, son principal ennemi qui, par indifférence, mépris de sa souffrance ou crainte de la vérité, nie la fatigue et les symptômes annonciateurs de la maladie.

L'enthousiasme insouciant du jeune médecin qui débute, mal prévoyant au plan matériel, fait progressivement place au souci constant d'une activité professionnellement soutenue et parfois excessive. Et trop souvent, quelques années plus tard, cette imprévoyance matérielle jamais remise en cause conduit au drame personnel et familial.

Au regard des autres, la raillerie, comme au temps du Siècle des Lumières, ou des siècles précédents (Montaigne : « la maladie du médecin est un scandale... » , Voltaire : « il n'y a rien de plus ridicule qu'un médecin qui ne meurt pas de vieillesse... ») n'est guère plus de mise et a fait essentiellement place à l'indifférence d'une société de moins en moins généreuse et respectueuse."[15]

Ce qui s'applique au médecin, s'applique également à tous les professionnels de santé, particulièrement à ceux qui exerce en libéral.

Le paradigme de notre société: "nos journées possèdent un rythme effréné, mais coûte que coûte il faut être debout et compétitifs" s'applique à chacun de nous.

Est-ce bon pour la santé? A priori non. Nous ne sommes pas fait pour cela.

Rajouter à cette pression sociétale, une obligation de soigner les gens, c'est à dire:

-Prendre le temps d'être à l'écoute

-Être disponible

-Réfléchir à une situation pathologique

-Communiquer éventuellement avec des confrères

-Trouver le ou les bons traitements

15 Introduction "le medecin malade". Ordre National des Medecins. Juin 2008. https://www.conseil-national.medecin.fr/sites/default/files/lemedecinmalade.pdf

-Savoir se taire

-Savoir taper du poing

-Trouver le savant dosage entre empathie, compassion et réalité

-Annoncer, seul, des mauvaises nouvelles etc...

C'est à dire***: S'oublier pour s'investir totalement dans la problématique d'un individu.***

Si le thérapeute est serein, équilibré, sans souci matériel important, détendu et accueillant, on peut imaginer qu'il possède alors les capacités pour s'investir efficacement dans une relation soignant-soigné.

Mais combien de thérapeutes sont en bonne santé en France?

C'est à dire dans "un état de complet bien être physique, mental et social" comme la définit l'OMS?

Je ne possède pas de chiffres, mais je pense qu'il n'y en a pas tant que ça.

Pour preuve, par exemple, **30% des médecins libéraux d'île de France ressentent le besoin d'un soutien psychologique**. (un sur trois!)

L'espérance de vie sans incapacité des auxiliaires medicaux chute.

L'écoute, les explications, le temps passé avec le patient est de plus en plus court.

La praxie, a pris le pas sur la technè.

La technique a pris le pas sur l'art.

Les thérapeutes ne s'y retrouvent pas, les patients non plus.

Comment faire?

Dans l'idéal:

-Créer un environnement de soin propice: l'environnement, l'atmosphère sont très important dans l'acte de soin. On le sait. Avoir une bonne isolation phonique, de l'espace suffisant, une atmosphère lumineuse correcte, sentir un lieu serein.

-Prendre le temps du dialogue:

D'abord pour se syntoniser (c'est à dire échanger normalement entre deux êtres humains sans qu'il y ait tout de suite un rapport soignant/soigné)

Puis, afin d'écouter les doléances du patient. C'est probablement déjà traiter que d'écouter les angoisses, les peurs, les questions du patient.

Même si le soignant n'est pas psychotherapeute ou psychologue, il semble normal d'avoir une oreille attentive (ne serait-ce que quelques minutes). Chacun son rôle, et c'est avant tout les professionnels de la psyché qui sont concernés ici.

-Prendre le temps du diagnostic!

Certains soignant disent que 90% du diagnostic peut se faire par le récit. C'est en tout cas un moment clé qu'il est nécessaire de mettre en valeur.

Prendre le temps de la clinique: palper, ausculter,tester etc…

C'est probablement ce qui manque le plus à l'heure actuelle, ce dont se plaignent le plus les patients et c'est normal!

Une bonne clinique, donne un bon diagnostic, ce qui aboutira donne donc à un bon traitement...cela semble évident, mais en voyant tellement d'errances thérapeutiques qui peuvent durer des mois voire des années en raison d'un mauvais (ou d'une non recherche) diagnostic, il semble important de le rappeler.

-Prendre le temps du traitement

Qu'il soit manuel, à l'aide d'instrument ou par prescription, le temps du traitement sera évidemment très différent.

Tout ceci paraît couler de source et c'est ce que la majorité des personnes attende lors d'un soin non?

Oui, mais là nous sommes dans un monde idéal.

Car **cette approche limite, automatiquement, le nombre de patients vu dans une journée.**

Le thérapeute qui fait cela a soit un mode de vie très modeste et peut se permettre de consulter moins de dix patients par jour. Soit il applique des tarifs importants pour pouvoir assurer ses charges quotidiennes.

Soit il croule sous les dettes.

La majorité des thérapeutes est donc amené à dépasser cette vision "idéaliste" (qui semble pourtant la meilleure) pour rentrer dans une logique de productivité, afin de maintenir un niveau de vie.

On en revient donc à ce qui est écrit plus haut: **le thérapeute est soumis à des pressions de toute part**: temporelles, fiscales, administratives etc…

En outre, l'exercice de son métier n'est plus en intégrité avec sa vision de départ, celle qu'il possédait au début de son activité.

Cela mène parfois (souvent?) à des burn-out (capacités physiques et psychologiques dépassées), à des conduites addictives (alcool, tabac, drogues…), à des conflits familiaux etc…

Le concept est pourtant simple: **L'acte de soigner demande une présence physique et psychologique importante. Il faut donc être en bonne santé (équilibre physique, psychologique et émotionnel) pour soigner autrui.**

Ce qui se traduit par:

-Ne pas subir de stress répétés excessifs.

-Pratiquer régulièrement une activité physique.

-Décharger ses charges émotionnelles quand nécessaire.

-Bien dormir.

-Avoir une alimentation saine et bien rythmée.

-Ne pas avoir de dépendances (tabac, alcool etc…).

Faites ce que je dis, mais pas ce que je fais…

Pour écrire ce chapitre, je m'inspire des professionnels rencontrés ou qui m'entoure et de ma propre expérience.

Je peux vous l'assurer: un professionnel de santé en bonne santé c'est assez rare.

Plus on prend soin des autres, plus il faudrait prendre soin de soi.

De la Thyroïde

Une glande sous influences, capitale pour tout l'organisme.

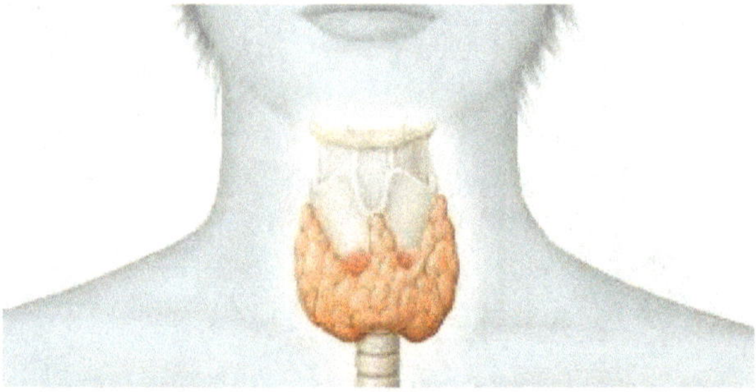

Qu'est ce que c'est?

La thyroïde est une glande située à la base du cou, dans le creux des deux tendons, juste au dessus du sternum.

<u>Une glande capitale</u>

Elle est d'une importance capitale pour tout l'organisme.

Son champ d'action concerne:

-Le métabolisme des os.

°Fabrication et destruction du tissu osseux.

d'où le phénomène d'ostéoporose en cas d'hyperthyroïdie.

-Le fonctionnement des muscles.

°Contraction musculaire et métabolisme de la créatine.

d'où le phénomène d'hyperexcitabilité musculaire en cas d'hyperthyroidie.

- le système digestif.

°Agit sur le métabolisme des graisses: effet hypocholesteolémiant.

d'où l'importance de rechercher une HYPOthyroïdie devant toute HYPERcholesterolémie.

-Le système cardio-vasculaire.

°Agit sur les reins (augmentation de la filtration glomérulaire et du débit sanguin rénal), ainsi que sur la contraction cardiaque.

d'où le phénomène d'oedème en Hypothyroïdie

d'où les phénomènes de bradycardie en cas d'hypothyroïdie (ralentissement de la pulsation cardiaque) et de tachycardie en cas d'hyperthyroïdie (augmentation de la pulsation cardiaque)

-La sphère gynécologique.

°Agit sur les cycles menstruels.

d'où le phénomène de dysménhorées en cas de dysfonctionnement de la thyroïde.

-Les phanères (ongles, cheveux, poils).

°Sécheresse, perte de vitalité des ongles et cheveux, dépilation queue du sourcil avec l'Hypothyroïdie.

-Le bien être psychologique.

°d'où les phénomènes d'anxiété et d'hypersensibilité….avec l'Hyperthyroïdie

et de dépression, fatigue….avec l'Hypothyroïdie.

-Le système nerveux central.

°d'où les phénomènes de ralentissement et somnolence en cas d'hypothyroïdie et d'excitabilité et d'irritabilité en cas d'hyperthyroïdie.

Pour résumer, voir le tableau suivant.

Hypothyroïdie	Hyperthyroïdie
	Ostéoporose
Oedemes	Hyperexcitabilité musculaire
bradycardie	tachycardie
Dysménhorées (troubles des règles)	Dysménhorées (troubles des règles)
Dépression	Anxiété
fatigue	hypersensibilité
Hypercholesterolemie	excitabilité
sécheresse de la peau/ongles et cheveux cassants	Irritabilité
Ralentissement/peu d'énergie	Augmentation/beaucoup d'énergie

Ce tableau n'est pas exhaustif et ce n'est pas parce qu'on a de l'ostéoporose que l'on est hyperthyroïdien et toute dépression n'est pas dûe à une hypothyroïdie.

L'objectif est de montrer à quel point **la thyroïde possède un impact sur tout l'organisme.**

En sachant que grossièrement l'hypothyroïdie a tendance à plutôt toucher les femmes et l'hyperthyroïdie les hommes.

Enfin, l'hyperthyroïdie est plus difficile à diagnostiquer, car elle permet en général de bien affronter les contraintes sociales actuelles: peu dormir, avoir de l'énergie etc...

Les hormones thyroïdiennes

(les processus biologiques sont très résumés ici. Le schéma page suivante résume les prochains paragraphes)

L'hypophyse (glande du cerveau) envoie la TSH à la thyroïde.

La thyroïde fabrique la T4 (ou Thyroxine) qui est une prohormone, c'est à dire une hormone inactive.

C'est par un processus chimique de desiodation (on enlève une molécule d'iode à la T4) qu'est fabriquée la T3.

La T3 (ou triiodotyronine) est l'hormone thyroïdienne active.

La T3 va ensuite agir en intra nucléaire (expression génique), sur la membrane cellulaire (potentialise les échanges ioniques) et sur les mitochondries (augmente la calorigénèse et la VO2)

Une glande sous influence

Ce qui est très intéressant et montre à quel point chaque organe du corps est dépendant des autres, c'est que, pour être activée, la T3 nécessite l'intervention:

-du foie

- des reins

- de l'hypophyse

- des muscles squelettiques

- du tissu adipeux brun

- du muscle cardiaque

- et du système nerveux central!

C'est en effet dans certaines cellules de ces organes ou tissu que se trouve l'enzyme nécessaire au passage de la T4 à la T3.

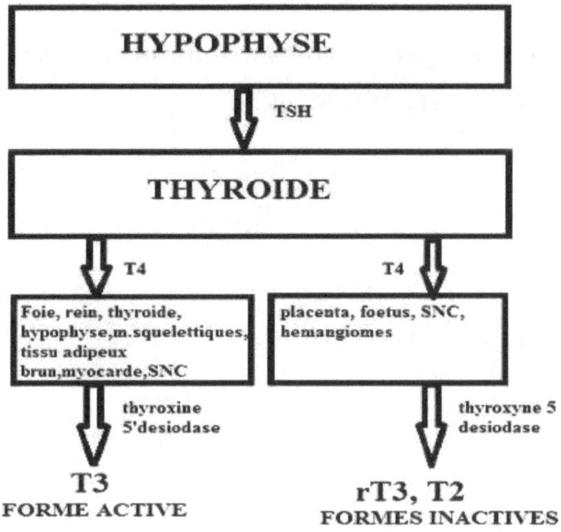

(Tableau de production personnelle (tous droits réservés (c)).

Pour que notre thyroïde soit efficace, une (bonne) partie de notre organisme doit être fonctionnel!

Serait-ce ça l'holisme?

En tous cas c'est un bel exemple d'unicité du corps humain.

Des dosages nécessaires

- LA TSH

La plupart du temps, pour “contrôler” la thyroïde, on effectuera un dosage de la T.S.H..

Comme expliqué plus haut, cela ne reflète pas l’état de la thyroïde, mais l’état de stimulation de l’hypophyse pour cette glande.

Plus la TSH est élevée, plus l’hypophyse stimule la thyroïde qui ne fonctionne pas assez. On est donc en HYPOthyroïdie.

Plus la TSH est basse, plus la thyroïde fonctionne et moins l’hypophyse la stimule. On est donc en HYPERthyroïdie.

Il y’a 30 ans, on considérait que la TSH normale se situait entre 1 et 10 mUI/L.

Actuellement en France LA TSH est considérée comme normale entre 0,3 et 5 mUI/L contre 0,2 et 3 mUI/L aux Etats-Unis.

Qui a raison?

En outre, le Dr Michèle d'HERBOMEZ (endocrinologue au CHU de Lille), estime que **la TSH moyenne se situe entre 1,3 et 1,4 mUI/L.**

De plus, le Professeur Colin Dayan (Cardiff university school of medicine), démontre, en 2002, qu'une TSH > 2mUI/L révèle un risque d'hypothyroïdie. Il démontre aussi qu'une TSH > 4 mUI/L augmente les risques cardio-vasculaires.

Enfin le Dr Soares (endocrinologue au CHU d'Angers), considère de plus que **chaque individu possède sa propre norme.**

Donc?

Il est bon de se trouver entre 0,5 et 2,5 mUI/L. Par rapport à la norme générale.

Et, il est très important d'observer sa propre norme (sa norme intime pourrait-on presque dire). C'est à dire comparer ses antériorités à chaque examen sanguin.

LES T3 ET T4

Le dosage de ces hormones reflète plus directement le fonctionnement de la glande thyroïde.

Et, indirectement celui des autres organes "collaborateurs"cités ci-dessus.

L'IODE

Peu prescrit, **l'iodurie** (non remboursé par la sécurité sociale, vous pouvez spontanément la demander dans n'importe quel laboratoire d'analyses médicales de votre ville) est pourtant essentielle à surveiller en cas de suspicion de problème thyroïdien.

C'est en effet un oligo-élément essentiel au bon fonctionnement de la glande.

Un déficit en iode entraîne forcément des problèmes thyroïdiens.

Dans ce cas une supplémentation quotidienne de plusieurs mois sera très bénéfique, voire salvatrice.

De la toxicité.

Ou de la nécessité d'adopter un mode de vie HYPOtoxique

Qu'est-ce que c'est?

Moi: -"Injecter du formaldéhyde dans le muscle, qui est un composant cancerogène reconnu, ce n'est pas néfaste pour la santé?"

Le médecin:- " Tu sais du formaldéhyde tu en as partout, dans tes meubles, tes peintures...alors..."

Voici un extrait d'une discussion que j'ai eu avec un médecin généraliste concernant la vaccination.

Même si on peut largement débattre du fait qu'inhaler du formaldéhyde dans les peintures et l'injecter dans l'organisme n'a probablement pas le même impact sur la santé, c'est surtout la réponse du médecin concernant la toxicité partout qui me fait introduire ce chapitre.

OUI nous sommes dans un monde intoxiqué!

Nous respirons les gaz d'échappement dans les villes, nos cultures sont farcies de pesticides, nous devons bien lire les étiquettes des cosmétiques pour éviter les substances cancérogènes, nos meubles sont recouverts de vernis toxiques, les emballages plastiques peuvent contenir des substances cancérogènes, certains conservateurs alimentaires sont néfastes pour la santé etc....

On pourrait même aller plus loin, en parlant des pollutions lumineuse ou auditives. C'est évident, cela fait partie de notre quotidien!

NON nous ne sommes pas obligé d'en être totalement victime!

Ce n'est pas parce qu'il y'a des toxiques partout, que nous ne pouvons pas tenter d'en éviter le maximum!

Sans se mettre dans une paranoïa en doutant sur tout ce qui nous entoure, il est possible, avec quelques connaissances, d'éviter les substances les plus réputées cancérogènes par exemple.

Il est également important de connaître certaines réalités pour se protéger.

OUI notre vie moderne, dans un souci de santé global pour chacun, nous pousse à adopter un ***MODE DE VIE HYPOTOXIQUE.***

Comment faire?

1-Si vous êtes en contact régulier avec des substances toxiques reconnues (pesticides, aluminium, PVC etc...), dans le cadre professionnel par exemple, il est fortement conseillé de tout d'abord **respecter à la lettre les conseils d'utilisation** et/ou de protection quant au produit utilisé.

Puis, il est conseillé de réaliser une ou des **chélations de l'organisme** annuellement.

Qu'est ce que cela signifie? **La chélation est une sorte de nettoyage profond de l'organisme, en particulier des organes émonctoires comme le foie et les reins**. Il existe, en effet, certains végétaux, comme la *chlorelle* ou la *coriandre* qui ont la propriété "d'aimanter" en quelque sorte les métaux lourd et autres toxiques.(Le complément alimentaire XENOSULF est un excellent chélateur phyto-algal) Ces derniers sont ensuite rejetés par voie naturelle.
ATTENTION: Toute chélation débutée doit se faire avec conseil d'un professionnel de santé!

Il existe effectivement des règles à respecter. La première: elle est interdite aux femmes enceinte ou allaitantes. (le largage des substances toxiques dans le système sanguin peut être très dangereux pour le foetus ou bien le nourrisson qui absorbe le lait).

Pour les autres individus, un suivi thérapeutique reste essentiel. Chacun étant unique avec ses propres réactions.

2-S'aérer et **pratiquer une activité d'endurance** (la marche par exemple) régulièrement.

C'est la meilleure manière de "décrasser" les poumons, organes émonctoires.

Apprendre à bien respirer le cas échéant.

3-Éviter les substances hypertoxiques reconnues:

-Dans les cosmétiques: PARABEN et METHYLPARABEN (causalité avec des cancers du sein reconnue)/PHENOXYETHANOL etc…

-Dans les emballages/biberons: BISPHENOL A.

-Les pesticides/herbicides non bio.

-Les peintures/les vernis. FORMALDEHYDE...

-La cigarette(cyanure, arsenic, cadmium etc…)

-Le surdosage de médicaments (paracétamol par exemple très hépatotoxique et néphrotoxique).

La toxicologie est un domaine vaste, très complexe et en évolution constante.

Les doutes actuels portent sur les nanotechnologies incorporées aux cosmétiques ou produit d'entretien par exemple (oxyde de titane dans les dentifrices etc..) On les soupçonnent fortement d'être dangereux pour la santé (en particulier la sphére respiratoire). Affaire à suivre….

4- La femme enceinte doit fuir les environnement hypertoxiques.

En effet, le foetus dans le ventre de la mère est une véritable éponge à toxique. Ainsi, il est primordial, essentiel et vital pour le bébé, que la mère fuit les lieux hautement toxiques.
L'exemple le plus courant est la réfection de la peinture dans la maison pour préparer la chambre de bébé : la maman ne doit pas entrer dans cette pièce ou vraiment au minimum tant que les substances volatiles des peintures se respirent. Sinon il faut opter pour de la peinture bio.
On ne le sait pas assez, c'est pourtant très important à dire!

5- Manger bio le plus possible et en particulier les fruits et légumes les plus contaminés (raisins, salade…).

6- Boire régulièrement des jus de légumes et fruits frais.

C'est le meilleur moyen d'assimiler au mieux les vitamines et minéraux dont l'organisme a besoin

Ces micronutriments (comme la vitamine C par exemple) favorisent en effet l'élimination de certains composés toxiques.

En revanche les jus achetés subissent des transformations (pasteurisation par exemple) qui éliminent de nombreux nutriments. (la vitamine C par exemple qui est thermolabile, c'est à dire détruite à la chaleur).

On privilégiera les légumes aux fruits, vis à vis de l'apport en sucre et la tendance à acidifier l'organisme de ces derniers.

Ce sont les jus obtenus par extraction qui fournissent le plus de minéraux et vitamines assimilables par l'organisme.

7- Adopter (totalement ou en en partie) le régime du Dr Seignalet.

Principalement basé sur l'élimination des produits laitiers animaux et le gluten (voir le chapitre "Du lait"), ce régime dit "hypotoxique" a pour but de diminuer, entre autres, l'hyperperméabilité intestinale et le passage de molécules étrangères dans le système sanguin.

Son application, si elle n'est pas totale, est déjà intéressante lorsqu'on diminue ces aliments (lait animal et gluten) de son alimentation habituelle.

8-Se faire masser régulièrement.

C'est **le meilleur moyen de drainer ses muscles**, c'est à dire de les aider à éliminer les déchets que leur fonctionnement produit, en particulier l'acide lactique.

il s'agit de massages thérapeutiques, que l'on différencie des massages de confort/bien-être.

9- Diminuer son exposition à la lumière artificielle (action sur l'épiphyse et la production de mélatonine). Privilégier la lumière naturelle.

10- Diminuer son exposition aux ondes (téléphone portable, wifi, bluetooth etc...)

Avec ces connaissances et les éventuels changements de nos mode de vie, nous diminuons l'impact de la toxicité environnementale sur notre santé.

Ces changements ne sont pas toujours très compliqué à réaliser et peuvent donner de très bons résultats sur l'amélioration d'un état de santé ou tout simplement sur un mieux-être général.

Comme l'hygiénisme a révolutionné la médecine au 20eme siècle, l'hypotoxicité est, probablement, l'avenir de la médecine actuelle.

Des traumatismes,
ou comment redonner de la vitalité à l'organisme.

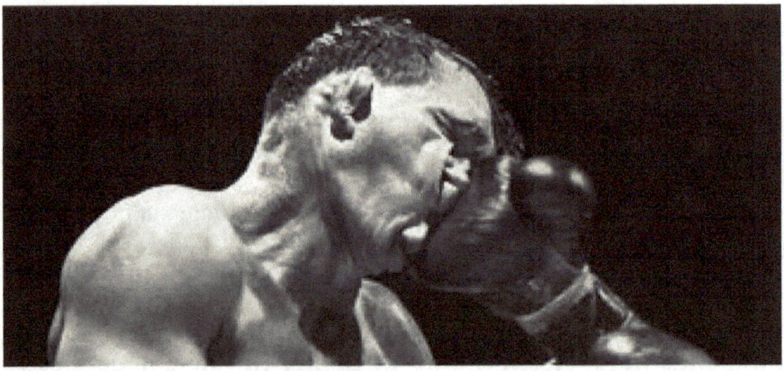

Qu'est ce que c'est?

Un traumatisme est un choc violent responsable d'une blessure ou de dommages affectant les tissus ou les organes.

Un traumatisme peut être physique (par exemple suite à un accident de voiture) ou psychologique/émotionnel (en cas de licenciement abusif par exemple), on parle parfois de psychotraumatisme.

Comment faire?

Nous parlons ici des traumatismes physiques. Car si les traumatismes d'ordre émotionnels peuvent en général être bien soutenus, accompagnés en ostéopathie (en particulier lors de symptômes qualifiés de somato-émotionnel), il ne faut pas tout confondre et une prise en charge psychothérapeutique reste primordiale et probablement prioritaire dans ce cas là.

Attention à ce que j'appelle la "psychologie sauvage", c'est à dire un accompagnement psychologique catégorisé et, de mon point de vue, abusif (du type si vous avez une fracture au genou, c'est que vous avez un problème relationnel entre «je» et «nous»...)
Tout traumatisme physique (accident de voiture, de scooter, de moto, chute en vélo, chute de cheval etc...) se doit d'être pris en charge en ostéopathie.

Surtout si celui ci a **coupé le souffle, si il y'a eu perte de connaissance, si il a engendré des douleurs au cou, des migraines même à distance de l'accident (quelques jours ou quelques semaines), si il a engendré un gros stress** etc...

Une perte de connaissance ou le souffle coupé entraînent un désordre neurovégétatif, cela signifie que les nerfs qui contrôle le coeur, la respiration, les viscères ont étaient "bloqués" pendant quelques secondes à plusieurs minutes.
Seul un ostéopathe saura détecter et traiter cela.

Les cervicalgies, dorsalgies et tout autre problème musculo-articulaire lié à ce traumatisme seront bien pris en charge par un ostéopathe. Les migraines ou les problèmes de transit également.

Pour caricaturer, **un traumatisme important, entraîne une baisse de vitalité importante de tout l'organisme.** Le corps va s'y adapter, mais, au bout d'un moment (mois, jours, semaines, cela dépend de chacun), cette baisse de vitalité se focalisera quelque part: rachis cervical, tête, foie etc...

C'est avant tout les techniques crâniennes (plus exactement crânio-sacrées) qui sont les mieux adaptées à la prise en charge des traumatismes.

La fasciathérapie aura également une excellente efficacité sur la résolution de ces symptômes.

Enfin, à juger selon l'importance du traumatisme, plus la prise en charge sera précoce, plus les bienfaits seront importants.

On en parle même dans le dernier James Bond, "le spectre", lorsque Léa Seydoux, alias Dr Swann dicte son diagnostic au dictaphone: " un syndrôme post-traumatique a été diagnostiqué, un traitement médicamenteux est préconisé, ainsi qu'une TCC et une thérapie crânio-sacrée".

C'est de cette thérapie crânio-sacrée dont on parle ici, et qui est, effectivement, un outil post-traumatique très efficace.

Des travailleurs manuels:

comment prévenir tendinites et lumbago.

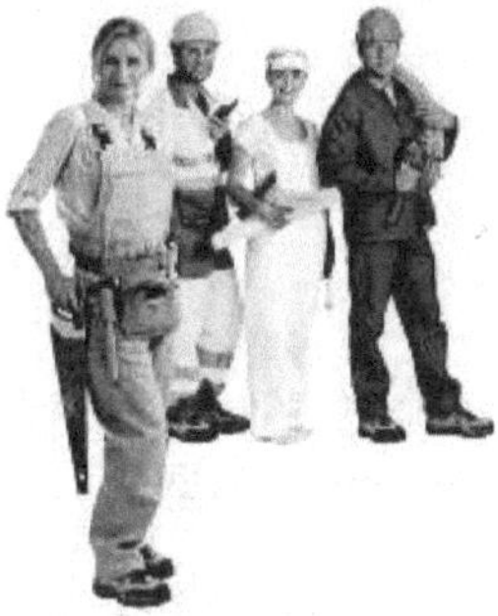

Les travailleurs manuels ont tous en point commun d'utiliser leur corps dans leur travail et en particulier leur membres supérieurs.

Évident me direz-vous, ce sont des travailleurs MANUELS, qui utilisent leur mains!

Tout à fait. Merci.

Alors pourquoi écrire sur eux?

Parce qu'ils mettent leur corps à rude épreuve chaque jour! Et qu'**il existe des moyens pour éviter les blessures ou les usures relatifs à ces métiers.**

On pense au maçon, au charpentier, au manutentionnaire, à la technicienne de surface, au masseur-kinésithérapeute (oui lui aussi!), à l'aide soignante etc...

Dans tous ces métiers ce sont quasiment les mêmes muscles qui sont sollicités et en particulier **LA CHAÎNE ANTÉRIEURE DES MEMBRES SUPÉRIEURS.**

Késako? ce sont les **pectoraux, les biceps et les fléchisseurs du poignet**. Ce qui permet en gros de fermer les bras.

Les plaintes les plus courantes seront alors: des douleurs articulaires aux poignets, coudes et épaules, des "canal carpien", des épicondylites, des tendinites d'épaule, des capsulites etc....
Le bon sens nous donne deux solutions pour tenter de prévenir des "accidents" musculaires, tendineux et articulaires chez les travailleurs manuels:

-Renforcer musculairement ces muscles.

Et oui, cela peut sembler contradictoire, mais c'est le fait de travailler PHYSIOLOGIQUEMENT ces groupes musculaires, c'est à dire pas dans des conditions de travail, qui vont leur donner de la puissance et de l'endurance.
Un plombier doit donc faire plus de pompes que les autres!

-Étirer ces muscles au moins 1 fois par semaine.

Cela semble plus logique! Et oui, comme tout effort physique, on étire les muscles qui sont hyper sollicités.

Le travailleur manuel, tout comme le musicien professionnel d'ailleurs, doit considérer son corps comme celui d'un sportif de haut niveau: son corps est son outil et il est mis à rude épreuve chaque jour.

Les étirements favorisent un drainage des déchets musculaires et maintiennent une souplesse nécessaire à une contraction efficace des muscles, ainsi qu'à une bonne liberté articulaire.

Pour cela, il suffit de connaître deux étirements magiques!

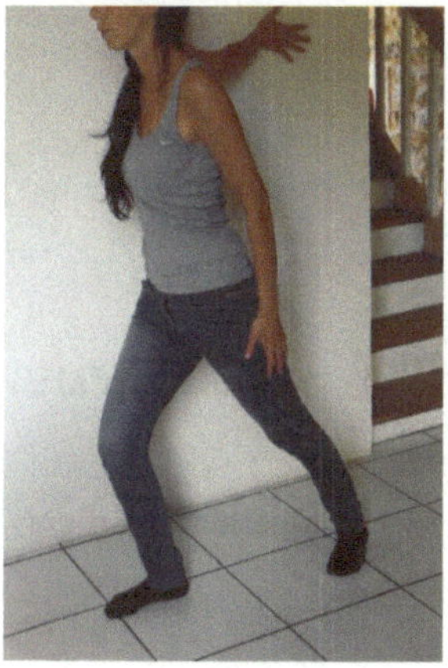

Étirement 1

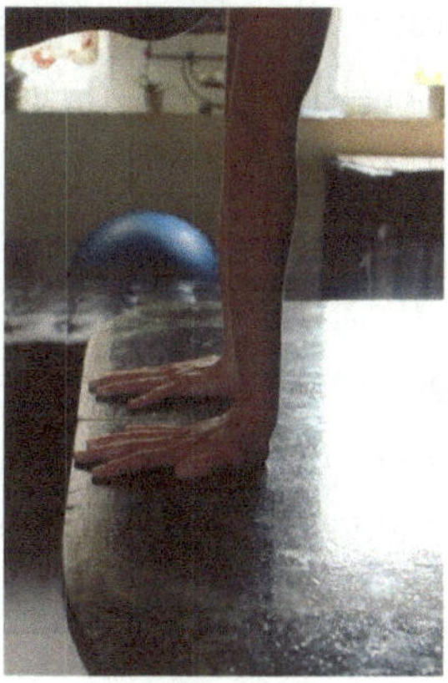

Étirement 2

Les conditions d'étirement sont simples:

-La posture, doit durer **au moins 20 secondes.** C'est comme ça que l'on agit sur les tendons (attaches) des muscles.

-Il ne faut pas faire d'à coups. Une fois que la position est trouvée, on la maintient **en soufflant lentement et tranquillement**.
-On réalise la posture **3 fois de chaque côté**.

-Dans le cas de l'étirement 1, on doit sentir les pectoraux et/ou le biceps et/ou la base du poignet et les doigts. PAS L'ARRIÈRE DE L'ÉPAULE. Si c'est le cas la position est mauvaise. Essayer de lever ou baisser la main contre le mur, de vous rapprocher ou vous éloigner. Si malgré cela vous sentez beaucoup plus l'arrière de votre épaule plutôt que les zones citées au-dessus, arrêtez l'étirement il vous fera plus de mal que de bien.
Ici le souffle est très important, car les pectoraux s'insérant sur la cage thoracique ils sont bien mieux étirés lorsque la ventilation est ample.
-Dans le cas de l'étirement 2, on peut commencer par mettre les doigts en dehors de la table, si ça tire trop (voir le chapitre "des étirements").

Des muscles puissants et bien étirés drainent mieux les déchets, on peut éviter ainsi tendinites et problème musculaire.
Le dos étant " attiré" par des muscles antérieurs trop contracturés, les étirements des membres supérieurs pourront prévenir des douleurs de dos.

De la vessie.

Un organe cible à surveiller.

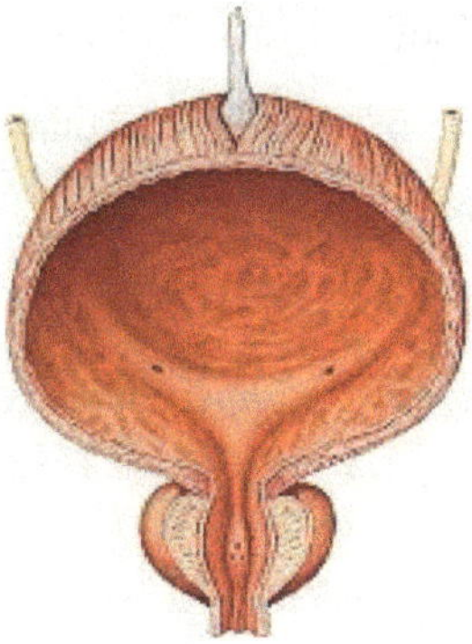

Qu'est ce que c'est?

C'est l'organe de la miction. Il est situé dans le bas ventre, sous le pubis, lorsqu'il est vide.

<u>L'hyperactivité vésicale (HAV)</u>

Vous éprouvez un besoin d'uriner soudain, urgent et difficile à retarder.

Vous avez des petites fuites.

Vous trouvez que vous allez souvent aux toilettes pendant la journée.

Cela vous arrive d'être littéralement plié en deux par une urgence d'uriner avec une tension importante dans le bas ventre?

Vous êtes certainement victime de l'HAV, qui, comme son nom l'indique, traduit le fait que votre vessie travaille beaucoup.

Pourquoi?

Plusieurs causes sont possibles: -**tabagisme** tout d'abord

- une importante consommation de **café et/ou thé et/ou boisson gazeuse**

-un **surpoids**

-un manque important d'**hydratation.**

Tentez d'évaluer les causes de cette HAV.

Une fois les causes ciblées, réduisez ou stoppez certaines habitudes: tabagisme, café etc....

Une solution naturelle qui donne de très bons résultats: un jus de persil par jour. Essayez.

Parlez en à votre médecin! Ne souffrez pas en silence, car des solutions existent!

Je rajoute que pour de nombreux auteurs la source de toute maladie est une inflammation (inflammation de bas grade). Dans le cas de L'HAV, la muqueuse de l'organe s'inflamme à moyen terme et peut potentiellement entraîner des symptômes plus importants.

Alors n'attendez pas que cela se dégrade!

Le point de vue ostéopathique:

Une **lombalgie chronique** peut avoir sa source dans un état inflammatoire ou une hyperactivité de la vessie.

En effet, de par ses **tractions ligamentaires possible sur le sacrum** (lames sacro recto vésico pubiennes) et de par l'effet irritatif réflexe possible de ses centres nerveux (T11/L2 pour le système parasympathique S2/S3/S4 pour le système orthosympathique), un dysfonctionnement de la vessie peut provoquer une douleur/gêne chronique en bas du dos.

Le cancer de la vessie.

Sans être exhaustif, loin s'en faut, il y'a trois situations où la vessie devrait systématiquement être suivie de près et/ou protégée:

-En cas d'exposition régulières aux traitements phytosanitaires (en particulier les traitements cryptogamiques de la vigne): ARSENIC

-En cas de travail en atelier de fabrication de l'aluminium: RÉSIDUS DE HOUILLE

-En cas de tabagisme: AMINES AROMATIQUES et HYDROCARBURES AROMATIQUES POLYCYCLIQUES

Pourquoi?

Parce que dans ces trois situations il existe clairement un lien direct avec des POSSIBLES cancers de la vessie. Cela concerne les substances cités ci-dessus.

On augmente évidemment le risque si l'on est un grand fumeur qui travaille dans les vignes ou les vergers de pommes (subissant entre 3 et 30 traitements phytosanitaires par an).

D'après la conclusion d'un document du centre antipoison de Paris datant de 2010:[16]

“Le cancer de la vessie est la deuxième cause de cancers professionnels

Le cancer de la vessie est largement sous□estimés et sous□déclarés en maladie professionnelle en France.

Il y'a nécessité d'un repérage systématique des situations d'expositions professionnelles chez les patients atteints de cancer de vessie.”

16 http://www.centres-antipoison.net/paris/mfw/2010/P_Andujar_MFW20100309.pdf

CONCLUSION:

Prenez soin de votre vessie si:

-Vous souffrez d'HAV.

-Vous travaillez dans les vignes

-Vous travaillez en relation avec l'aluminium.

-Vous fumez.

Cela signifie en parler avec son médecin, faire des examens si nécessaires.

Puis:

-bien s'hydrater (il n'y'a pas de règle ou de volume à conseiller car chaque individu est différent...). Certains jus ont une action spécifique sur la vessie: jus de pomme et de raisin (biologiques et triturés à l'extracteur si possible!). Le jus de persil également.

-Faire une **activité physique d'endurance** régulière (cela aide à drainer l'organe).

-Pratiquer une ou plusieurs cure de **chélation** par an (détoxification).

De la Vitamine D.

Une alliée importante encore très méconnue.

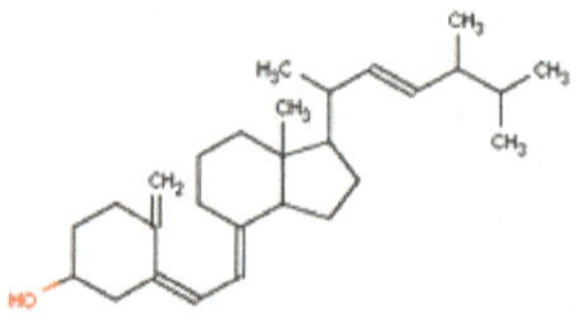

Qu'est-ce que c'est?

La vitamine D est une vitamine liposoluble. **Elle provient à 80–90% de la biosynthèse cutanée sous l'effet du rayonnement ultraviolet**. Seuls 10–20% de la vitamine D proviennent d'une source exogène, via l'absorption d'aliments riches en vitamine D. (poissons gras: saumon, maquereau, foie de morue, sardine.../jaune d'oeuf/champignons:shiitake…)[17]

17 http://www.has-sante.fr/portail/upload/docs/application/pdf/2013-02/utilite_clinique_du_dosage_de_la_vitamine_d_-_note_de_cadrage.pdf

A cet égard, **elle se comporte plus comme une hormone que comme une vitamine**. Cette synthèse cutanée dépend, notamment, de la pigmentation de la peau, de l'utilisation de crèmes solaires, de la saison et de la latitude. A l'heure actuelle, suite à l'urbanisation, à la sédentarité et aux recommandations des sociétés de dermatologie et d'oncologie sur l'exposition solaire, la production cutanée de vitamine D diminue.

Ses effets:

Certains:

-Croissance osseuse

-Minéralisation osseuse

-Contrôle de l'équilibre phospho-calcique

Elle est donc essentielle: -Lors de la croissance (de 0 à 20 ans)

-Lors d'une récupération de fracture

-Lors d'une algoneurodystrophie

-Lors d'ostéoporose

-Lors d'arthrose

Et toutes les pathologies touchant les os et articulations.

-Contrôle l'expression de plusieurs centaines de génes

Elle agit alors sur la prolifération cellulaire et la mort cellulaire programmée par exemple.

En cours d'étude:

-Cancers : effet antitumoral: cancers colo-rectaux, de la prostate, du pancréas des poumons...

-Système immunitaire : Préviendrait l'apparition de maladies auto-immunes: polyarthrite rhumatoïde, lupus systémique...de la sclérose en plaque, du diabète de type 1

-Risques cardio-vasculaires: Régulation de la pression artérielle.

Avant de connaître les résultats des nombreuses études établissant les liens certains entre la vitamine D et ces effets, il est toujours souhaitable, me semble t-il, de réaliser un dosage régulier de sa vitamine D, en particulier dans des situations pathologiques.

Le dosage

Les normes sont différentes selon les pays, mais le consensus semble tourner autour de ce chiffre: **75 nmol/ L ou 30 ng/ml.**

50% des français sont en déficit de vitamine D[18].

18 Institut de veille sanitaire. Étude nationale nutrition santé ENNS, 2006.

Les conditions de déficits: -Région peu ensoleillée.

-La période entre Octobre et Avril en france.

-Individus en surpoids (la vitamine D est stockée en partie dans le tissu graisseux).

-Individus à la peau noire.

La sécurité sociale ne rembourse plus ce dosage, excepté dans certaines situations (transplantation rénale, rachitisme, ostéomalacie, ostéoporose).
En effet, en l'état actuel des connaissances, la HAS (Haute Autorité de Santé) ne considère pas qu'il y'ait un intérêt de mesurer de façon routinière le taux sanguin de l'hormone.

Il est toutefois tout à fait possible de connaître son taux de vitamine D (tout comme de nombreux autres examens) en le réalisant dans n'importe quel laboratoire d'analyses et de le régler sans remboursement de la sécurité sociale.

Les supplémentations:

Il existe plusieurs choix: une supplémentation naturelle quotidienne (on utilise de la vitamine D3) ou bien une supplémentation médicamenteuse ponctuelle.

Dans tous les cas, on refera un dosage après la supplémentation.

Tous les nourrissons allaités doivent avoir une supplémentation en vitamine D: 10 micro-grammes ou 400 UI/ jour[19].

19 http://www.hc-sc.gc.ca/fn-an/nutrition/infant-nourisson/recom/recom-6-24-months-6-24-mois-fra.php

La période d'Octobre à Avril peut s'accompagner d'une supplémentation, puisque la plupart d'entre nous sont en carence.
Ensuite, 12 minutes d'exposition au soleil par jour suffisent à synthétiser correctement la vitamine D.

Conclusion:

La Vitamine D est passé du rôle de vitamine des os (D comme dents, c'est le moyen mnémotechnique pour retenir son rôle) au statut d'hormone aux rôles multiples.
il reste beaucoup à découvrir, alors, essayons, au moins, d'utiliser au mieux ce que l'on connaît déjà d'elle.

CONCLUSION

Comme on a pu le constater, la machine humaine est gérée par de multiples interactions réciproques d'une incroyable complexité et est douée d'une capacité d'adaptation fantastique.

Tous les éléments sont présents dans cette architecture vivante pour préserver ou stimuler la bonne santé.

Des règles simples, mais qu'il est nécessaire de rappeler dans notre mode de vie d'aujourd'hui contribuent largement à préserver son capital santé.

-Vivre de manière la moins toxique possible: d'un point de vue ***environnemental**:* °fuir au mieux le contact direct des produits toxiques connus et qui nous entoure au quotidien.

°Se rapprocher régulièrement de la nature (balades en forêts, campagne, montagne, ou mer…)

a*limentaire*: °suppression ou éviction des sucreries, boissons gazeuses sucrées, alcool, excès de café ou thé, tabac..

°Repenser son apport en matière organique: crudités, fruits frais, jus (+++), crustacés et mollusques, champignons, modes de cuisson valorisant les apports en vitamines et sels minéraux etc….

° Favoriser les légumes et légumineuses par rapport aux protéines animales

°Privilégier le poisson.

°Privilégier les produits bruts.

médicamenteux: °Consommer le moins possible de médicaments. Tenter d'éviter au maximum la iatrogénie.

-Pratiquer une activité physique régulière: Conserver *tonus musculaire (force)*, *souplesse* articulaire et *endurance*. Conserver une bonne *capacité d'équilibre.*
5 minutes de course ou 15 minutes de marche par jour réduisent déjà les risques cardio-vasculaires et augmentent l'espérance de vie.

-Ne pas attendre lorsque l'on a un problème ou un doute sur sa santé: Consulter au plus tôt est le meilleur préambule vers une récupération rapide et efficace.

-Préserver son capital santé: trouver les thérapies (et surtout les thérapeutes) qui nous conviennent le mieux et nous apporte bien-être et mieux être.

Lorsque l'on est malade à l'heure actuelle, il faut de plus en plus taper du poing sur la table, se renseigner, parfois bousculer les protocoles pour obtenir une prise en charge cohérente avec nos problèmes et surtout nos ressentis de la maladie.

Gardons en tête que le système de santé français, avec tous ses défauts, reste un des meilleurs du monde, et permet à chacun une excellente prise en charge, gratuite la plupart du temps.

Effectivement, il faut de plus en plus payer pour sa santé, le système public étant rongé par les charges administratives et le besoin de productivité.
C'est souvent dans les secteurs non conventionnés ou privé que l'on va trouver certaines réponses et thérapies appropriées.
Les deux systèmes sont tout à fait compatibles, il faut juste avoir quelques connaissances pour bien s'orienter.

J'espère que ce livre aura participé un minimum à cela.

Bonne santé à vous.

Ont participés à ce livre:

-Remi AMATE: ostéopathe à Bordeaux.

-Sarah DONNET: sage-femme en Gironde.

-Yohan MUSSEAU: cueilleur et producteur d'huiles essentielles en sud-gironde.

Un grand merci et toute mon affection à eux.

Vous pouvez me retrouver sur ce lien: http://santeetbonsens.over-blog.com/

Kolibri 360 GmbH
Ferdinand-Jühlke-Straße 7
99095 Erfurt, Deutschland
produktsicherheit@kolibri360.de

Druck:
CPI Druckdienstleistungen GmbH
im Auftrag der
Kolibri 360 GmbH
Ferdinand-Jühlke-Str. 7
99095 Erfurt